KB076543

피글

한 소녀의 정신분석 치료 사례

피글

지음 도널드 위니코트

담은마음연구소 옮김

김건종 감수

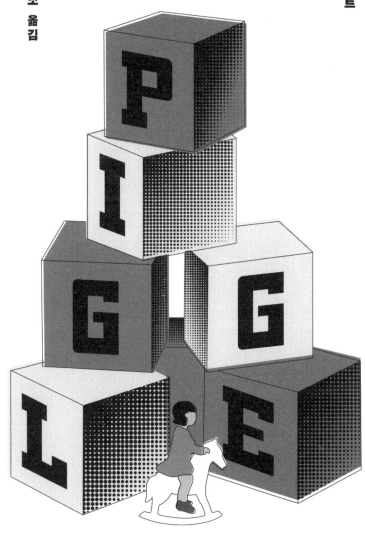

차례

해제

피글: 나는 점점 더 커지고 있어요. 이제 세 살이 돼요. 선생님은 몇 살이에요?

위니코트: 난 예순여덟이란다.

1964년, 경력의 정점에 있던 만년의 위니코트는 후배 분석가(피글의 엄마)의 부탁으로 29개월 된 여자아이를 만난다. 그리하여 세 살 아이와 예순여덟의 할아버지가 짧게는 2주, 길게는 넉 달 간격으로 만나 같이 놀고 이야기를 나눈다. 그렇게 둘은 이 년 반 동안 열여섯 번의 분석 회기를 거치며 함께 성장(그렇다. 위니코트도 이 만남에서 배우고 성장한다)하며, 어느 순간 '서로의 눈을 들여다보고' 마침내 '친구'처럼 헤어진다. 이 책은 그 감동적인 만남의 생생한 기록으로, 소아과 의사이자 정신분석가로서 평생 6만 명 이상의 아이를 만난 것으로 알려진 영국의 정신분석가 도널드 위니코트의 마지막 소아정신분석 사례이며, 세밀한 치료기록이 남은 유일한 사례이기도 하다.

　정신분석 역사 전체로 보아도 소아분석을 그 시작부터 끝까지 상세하게 서술한 기록은 드물다. 가장 유명한 사례가 멜라니 클라인이 열 살 아이를 분석한 후 발표한 『한 소아분석 이야기(A narrative of child analysis)』겠지만, 이 사례는 아이의 이사로 넉 달 만에 갑작스럽게 중단되었기에 종결까지 자연스럽게 마친 위니코트 사례보다 제한적인 정보를 담고 있다. 그만큼 위니코트의 이 사례가 소중한 이유다. 위니코트는 후배 분석가에게 초고를 건넨 후 세상을 떠났고, 때문에 이 기록은 한편으로는 정제되지 않은 거친 면이 있지만, 그만큼 완성된 원고였다면 사라졌을지도 모를 위니코트의 내적 인식과 순간적 성찰들을 날것 그대로 보여주는 소중한 자료이기도 하다.

　정신분석의 핵심 원칙 중 하나인 내담자 보호를 위한 비밀 유지 때문에 피글의 존재는 오랫동안 베일에 싸여있었다. 그러던 중 2015년 정신분석가인 데보라 안나 루프니츠가 홈리스를 대상으로 한 정신치료에 대한 논문을 읽고 저자와 서신을 교환하다가 그 저자가 바로 '피글'이라는 것을 알게 된다. 당시 오십 대 중반의 나이로 런던에서 정신분석가(위니코트처럼!)로 일하던 피글과 루프니츠는 수차례 만나 위니코트의(자신의) 사례에 대한 이야기를 나누었고, 많은 정보들이 공개되면서 피글 사례를 더 깊이 이해할 수 있는 길이 열렸다.

피글이라는 별명으로 불린 가브리엘(성은 여전히 비밀이다)은 체코 출신의 엄마와 열두 살 연하였던 아일랜드 출신 아빠 사이에서 큰딸로 태어났다. 엄마는 할머니와 대고모를 제2차 세계대전 중 아우슈비츠에서 잃은 아픔이 있었으며, 아빠는 형제 모두가 일찍 세상을 떠나고 홀로 성장했다. 특히 엄마는 어릴 때 동생과의 갈등 문제로 안나 프로이트에게 잠깐 분석을 받았고, 성장하여 타비스톡 클리닉에서 소아정신분석을 공부하며 멜라니 클라인에게 슈퍼비전(분석 사례를 감독하고 지도하는 일)을 받은 정신분석가로서 위니코트와도 개인적 친분이 있었다.

영리하고 조숙한 아이였던 피글이 생후 14개월이 되었을 때 여동생이 태어났고, 이후 갑작스럽게 여러 가지 문제가 생겼다. 아이는 불안해하며 퇴행하는 모습을 보였고, 슬퍼하고 우울해했으며, 얼굴을 긁고, 잠을 쉽게 이루지 못하며 '검은 엄마'라는 상상의 존재를 두려워했다. 아이의 변화에 놀란 피글의 부모는 위니코트에게 도움을 청했고, 위니코트는 정해진 일정대로 규칙적으로 만나는 전통적 분석 대신 '요구가 있을 때' 불규칙적으로 피글을 만나기로 한다.

열여섯 번의 회기 노트와 그 사이에 주고받은 부모와 위니코트의 편지, 그리고 위니코트의 간결한 논평으로 이루어진 이 기록은 혼란으로 가득했던 아이가 천천히 안정된 자아를 이루고 불안과 상실을 처리하는 힘을 갖춰가는 과정을 생생하게 보여준다. 나아가 행간을 자세히 살피면 피글뿐 아니라 위니코트가 선배이자 스승인 안나 프로이트와 멜라니 클라인의 가르침에서 벗어나 천천히 자신만의 방식—치료 방식뿐 아니라 존재 방식—에 도달하는 변화를 목도할 수 있기에 한층 더 감동적이다.

처음에 유아성욕이론에 기반한 클라인 식의 해석으로 직접 개입하던 위니코트는 점차 자신만의 균형을 찾아가는데, 예를 들어 세 번째 회기 이후 논의에서 "피글이 아직 단서를 줄 수 없는 것에 대해서 나도 이해하지 않는 것이 중요했다. 오직 피글만이 답을 알고 있었고, 그 두려움의 의미를 감당할 수 있을 때, 피글은 내가 이해할 수 있도록 할 것"이라고 적는다. 분석가의 이해와 통찰을 중요시하는 고전적 관점에서 한걸음 벗어나 '이해하지 않는' 일의 역설적 가치를 주장하면서 환자를 분석의 중심에 올려놓는 것이다.

또한 열세 번째 회기에서 피글과 놀이에 함께하면서 "이 나이의 아이들이 놀이로부터 의미를 얻기 위해서는 우선 놀고 즐겨야 한다. 원칙적으로 분석가는 놀이 내용을 해석하기 이전에 놀이를 즐겁게 만들어야 한다"라고 쓴다. 놀이를 분석의 자료로만 취급했던 전통에서 빠져나와 그의 가장 핵심 사상인 놀이의 독자성에 도달하는 순간이다.

이와 같이 피글이 성장하고 위니코트가 변화하면서 둘 사이의 관계가 깊어지고, 마침내 사랑과 그만큼의 슬픔을 깊이 경험하며 헤어지는 2년 반의 과정을 흥미진진하게 따라가다 보면 기록은 어느새 끝이 난다. 하지만 워낙 여러 겹의 의미와 감정들이 피글의 내면에서, 피글과 부모 사이에서, 피글과 위니코트 사이에서, 위니코트와 부모 사이에서 생겨나기에, 이를 간단하게 파악하고 이해하는 일은 쉽지 않다. 독자의 이해를 돕기 위해 이 사례에서 의식적 혹은 무의식적으로 다뤄지는 주제들을 요약해 보았다. 물론 이는 개인적 관점에 불과하며 정답이 아니라 사례를 이해하는 하나의 방식일 뿐이다.

1. 동생이 태어나면서 일어난 가족 내 위치 변화에 대한 불안. ('더 이상 아기가 아니라면 나는 누구인가?')
2. 동생 출산 시 엄마의 부재(피글의 엄마는 출산을 위해 열흘 동안 집을 비웠다고 한다) 및 이후 엄마를 동생에게 빼앗긴 상실감으로 인한 우울과 슬픔.
3. 아빠에 대한 욕망과 엄마에 대한 질투라는 오이디푸

스적 죄책감과 분노.

4. 성과 임신이라는 주제에 대한 탐구와 환상.

5. 부모 사이 갈등으로 인한 불안. (실제로 분석이 끝나고 1년 후 피글의 부모는 이혼했다.)

6. 제2차 세계대전으로 인한 부모세대의 상실 경험의 무의식적 전승. (피글의 첫 번째 이름은 에스더(Esther)였는데, 이는 아우슈비츠에서 사망한 피글의 대고모 이름이었다. 부모는 아이를 이 이름으로 절대 부르지 않았다고 한다.)

7. 동일시를 통해 딸에게 무의식적으로 전달된, 피글의 엄마가 동생과 경험한 갈등. (피글의 엄마와 동생은 피글의 경우처럼 나이가 1년 반 차이가 났고, 엄마는 동생에게 심한 증오를 경험했으며 이로 인해 안나 프로이트에게 분석을 받았다.)

8. 위니코트를 만나 친해지고 다시 헤어지는 과정에서 재경험하는 상실과 그 애도.

9. 시간에 따른 자연스러운 정신적 성장.

사실 친절하지 않은 이 텍스트는 빠르게 읽으면 의미와 맥락을 이해하기 어려운 부분이 많다. 회기는 지나치게 간략하게 요약되어 있고, 위니코트의 메모는 암시적이고 불친절하며, 피글이 어디를 가리키는지, 무슨 맥락에서 그 말을 한 것인지 알 수 없는 순간도 많다. 하지만 꼼꼼히(반복해서) 사례를 읽어가다 보면 서서히 수수께끼 같던 말과 행동들 사이에서 풍성한 의미들이 겹쳐서 드러나고, 강렬한 감정들이 출렁이는 것이 보인다. 그렇게 읽어갈수록 조금씩 깊은 감동을 느끼게 된다. 그 경험을 간접적으로라도 전달하기 위해서 옮긴이 주석을 달았다. 혹시라도 이 주석이 계륵이 되거나 왜곡을 일으키는 건 아닐까 두렵지만, 이 매혹적인 텍스트를 누리는 데 조금이라도 도움이 되면 좋겠다.

2년에 걸친 시간 동안 담은마음연구소의 박상준, 박지선, 이상희, 정종현, 한은미 선생님은 수없이 만나 머리를 맞대고 위니코트의 문장을 한 줄 한 줄 꼼꼼히 독해하고 우리말로 옮겼으며, 그 맥락과 분석적 함의를 깊이 파악하기 위해 노력했다. 겉으로는 "왜 이리 오래 걸리느냐"며 타박했지만 속으로는 그 열정과 성실함에 감탄했다. 부디 그 땀이 맺힌 결과물인 이 책이 정신분석이나 놀이치료에 관심이 있는 이 분야 종사자들뿐 아니라 깊은 혼란을 갈무리하며 무럭무럭 성장하는 아이들의 마음에 관심이 있는 모든 분들께 오래 읽히면 좋겠다.

2022년 2월
동백과 매화가 핀 이른 봄 남도에서
담은마음연구소를 대표하여
김건종

머리말

이 책은 한 아이를 치료한 정신분석가의 기록이다. 이 책을 읽는 독자는 분석 작업을 하는 분석가와 아이를 탐구할 수 있는, 그리고 상담실에서 일어나는 내밀한 일을 엿볼 수 있는 드문 기회를 갖게 될 것이다. 이 기록은 직업 상 아이들과 관계를 맺는 전문가들에게 특별한 가치가 있을 터이지만, 아이들과 그 발달에 관심이 있는 모든 이들에게도 흥미로운 자료가 될 것이다.

『피글』은 고(故) 위니코트 박사의 저작에 친숙한 이들에게는 특히 더 흥미로울 터이다. 그의 논평과 독자를 위해 간간이 남겨놓은 노트들은 치료가 진행되는 과정을 기술하며, 치료에서 일어나는 일에 대한 이론적 이해를 보여준다. 동시에 그가 서술하는 내용과 그 방식은 아동을 대상으로 하는 정신분석치료의 이론과 기법에 그가 어떠한 공헌을 하였는지를 생생하게 드러낸다. 그럼에도 이 책은 딱딱한 교과서가 아니다. 목적을 가지고 즐겁게 놀고 집중해서 작업하는 두 사람을 아주 생생하게 묘사하고 있는 책이다. 위니코트의 관점에서 보면 "무엇보다 우선 충분히 놀고 즐기지 못한다면, 이 연령의 아이가 놀이에서 의미를 얻는 것은 불가능하다." 즐거움을 통해서 불안은 제어되고 전체 경험 속에 담기는 것이다(열세 번째 회기).

독자들은 위니코트가 아이와 함께 놀이하면서 느끼는 즐거움을 감지할 수 있을 것이다. 그는 전이(transference)를 지각하고 수용한다. 그러나 여기서 더 나아간다. 그는 자신에게 맡겨지는 다양한 역할들을 재연함으로써 전이에 생명을 불어넣는다. 내적 세계를 극화함으로써 아이는 자신을 괴롭히던 환상들을 경험하고 그것을 가지고 놀 수 있게 된다. 이러한 작업은 치료자의 숙련된 기법을 통해 구축된 충분히 안전한 환경 속에서 조금씩 일어난다. 전이 안에서 창조적 긴장이 유지되며, 불안과 긴장의 수준 또한 아이가 감당할 만한 정도로 조절되기 때문에 놀이가 계속될 수 있다.

위니코트는 기법을 사례 각각에 맞춰서 적용했다. 만약 정통 정신분석이 필요하고 또 가능하다면 그렇게 할 것이다. 그런데 상황이 여의치 않다면 "요구할 때(on demand)"만 만나거나 한 회기만, 혹은 한 번에 길게 회기를 가졌다. 피글의 경우 "요구할 때" 만나는 방법을 썼다.

이 책의 원고에서 위니코트는 작업에 대해 부모와 의논

하기 위하여 스스로 기억하기 위한 메모를 남겨두었다(한국어판 본문에는 각주에 '위니코트 메모'라 표시해놓았다). 안타깝게도 상세하게 적혀있는 것은 아니지만, 그럼에도 이 수수께끼 같은 노트들은 부모와 관계 맺어가는 와중에 위니코트가 무엇을 느꼈는지 보여준다. 예를 들어 이런 메모가 남아있다. "부모와 자료를 나눈다. 가족치료도 아니고 사례 정리도 아닌 공유된 정신분석(psychoanalysis partagé). 부모의 자존감을 무너뜨리지 않고, 또 그들이 치료에 간섭하지도 않는다."

부모와 치료 진행에 대해 공유했고, 또 회기 사이에 시간 간격이 있었기 때문에 환자와 분석가 사이에서 발생하는 소유욕이 어느 정도 희석되는 효과가 있었고, 이로 인해 전체 치료과정의 일부로서 환자와 부모 사이 관계가 성장할 수 있는 길이 열렸다는 노트도 있다. 독자들에게 고맙게도 피글의 경우 부모가 정신치료 분야에 대해 전문적 지식을 가진 사람들이었고, 부모의 협력은 치료 작업에 결정적이었다.

치료는 2년 반 넘게 지속되지만, 위니코트와 아이는 자주 만나지는 않았다. 그 사이 아이는 종종 자신이 어떻게 느끼는지 이야기하기 위해서 메시지와 그림들을 부모 편지를 통해 보냈다. 아이가 원할 때 약속을 잡는 것이 이 치료 작업에 결정적 의미가 있었고, 이 방식은 관계를 지속하는 데 더할 나위 없이 중요했다. 강한 전이가 치료 내내 지속되었고, 마침내 치료자와 환자 모두 만족하는 감동적이고 설득력 있는 방식으로 해소되었다.

클레어 위니코트

R.D 쉐퍼드

편집자의 말

위니코트의 이 책을 소개하게 되어 참으로 영광입니다. 위니코트는 내밀하고 매력적인 임상 기록을 썼지만, 한쪽에 밀어놓고 있었고, 그리하여 클레어 위니코트와 아이의 부모 이외의 독자들에게 이 원고를 공개하기로 결심하기까지는 몇 년의 세월이 흘러야만 했습니다. 1971년 그러니까 위니코트가 세상을 떠나기 일 년 반 전에 그만이 정리할 수 있는 이 원고의 존재를 우연히 알게 되었습니다. 1969년 여름 그와 나누었던 긴 논의를 담은 노트들과 출판 준비를 위해 계속 이어진 교신들은 내가 그를 대신해 편집을 이어가는 데 지침이 되었습니다. 그에게 만약 시간이 있었다면 어떤 구절들은 수정하고 몇몇 간단한 노트들은 더 확장되었을 테지만 이는 이루어지지 못했고, 나는 위니코트가 당초 계획한 형식과 문체를 유지하기 위해서 이를 그대로 두었습니다. 그러나 이 정도 만으로도 이 책은 아이를 대상으로 한 정신분석 치료에 있어 가장 창조적이고 빼어난 거장 중 한 명인 위니코트의 이론과 기법을 아주 잘 보여주는 귀중한 선례이자 아주 드문 임상적 수완을 보여주는 웅변적인 예로 남을 것입니다.

위니코트가 어떤 생애를 보냈는지 잘 알지 못하는 독자들을 위해 몇 가지 사실들을 이야기할 필요가 있을 것 같습니다. 위니코트는 영국계 부모에게서 태어나 평온한 환경에서 자랐으며 이십대 초반에 의사 자격을 얻었습니다. 그는 40년 동안 런던에 위치한 패딩턴그린 어린이 병원에서 임상 소아과 의사로 일했으며 이 기간 동안 대략 6만 명의 엄마들과 아이들을 진료했습니다. 소아과 의사로 근무한 지 얼마 지나지 않아 위니코트는 어니스트 존스를 만났으며, 존스는 제임스 스트레이치에게 위니코트의 분석을 의뢰했습니다. 이 시기에 대해 위니코트는 이렇게 썼습니다.

"나는 당시 자문 소아과 의사로 일하기 시작했는데 수많은 사례의 병력을 듣는 일이 얼마나 흥분되는 일이었는지요. 그리고 큰 병원에 올 정도로 아픈 아이의, 정신분석에 대해서 아무것도 모르는 부모님들을 통해 정신분석 이론—마침 제 자신의 분석을 통해 의미를 띠기 시작했지요—이 꼭 필요하다는 확신을 얻게 되었어요. 그 당시 소아과 의사이기도 한 분석가는 아무도 없었고, 그로부터 이삼

십 년 동안 마찬가지였어요."[1]

세상을 떠나기 15년 전 즈음부터 그는 세계적 명성을 얻었습니다. 위니코트는 자신의 학파를 세우지 않았고, 가르침을 전파하기 위한 추종자 무리를 이끌지 않았습니다. 자신의 발견을 제시하는 단순하지만 흉내 낼 수 없는 스타일과 겸손하지만 직설적인 방식을 통해 인정을 받았습니다. 구두 발표나 저술을 통해 실제 치료작업의 생생한 예들—자신의 발견에 대한 설득력 있는 증거들—을 과학자 집단이나 정신의학과 정신분석학 분야의 전문 저널 뿐 아니라, 부모, 사회복지사, 교사들, 그리고 교육, 정신긴강, 아동돌봄 서비스와 관계된 모든 이들에게 보여주었습니다. 위니코트는 인간 본성에 대한 과학에 커다란 한 획을 그었습니다. 사람들이 이미 알고 있었지만 인간 발달과 성취에 있어 그 중요성을 알지도 못하고 제대로 평가하지도 못했던 것들의 의미를 발견했던 것입니다. 그가 출간한 서적과 논문들은—더 업데이트될 필요가 있지만—대략 190여 편에 이릅니다.[2] 이 방대한 저술의 주요 주제만을 요약한다고 해도 책 한 권이 필요할 터이나, 위니코트의 논문 모음집인 『소

..

1 Personal View of the Kleinian Contribution. In: *The Maturational Processes and the Facilitating Environment*. New York: International Universities Press; London: Hogarth Press, 1965, p. 172.

2 『성숙과정과 촉진적 환경(*The Maturational Processes and the Facilitating Environment*)』에 수록된 저작 리스트를 보자.

아과학부터 정신분석학까지』[3]의 신판에 마수드 칸이 실은 서문에서 위니코트의 핵심적 공헌을 대략이나마 살펴볼 수 있을 것입니다.

제가 가장 존경하는 스승 중 한 명이었던 도널드 위니코트는 근 이십 년간 친구이자 조언자였습니다. 유럽에서 열리는 국제정신분석학회에 갈 때마다 런던에 들렀기 때문에, 1969년 여름에도 편지를 써서, 총회 준비 때문에 바빠지기 전에 로마로 가는 길에 대화를 나눌 시간이 있을지 물어보았지요. 그는 런던에 도착하면 저녁을 함께하는 게 어떻겠느냐고 바로 답장을 보내왔습니다. 그러나 같은 날, 우편을 통해 다른 편지를 받았는데 이런 내용이었습니다.

"자네를 위한 또 다른 소식이 있네. 몰랐겠지만 7월 22일 두 시 삼십 분부터 네 시 십오 분 사이에 자네는 모든 예비총회 참가자들 앞에서 나를 슈퍼비전 할 것이네!

"사실 내가 몸이 아파서 학생 몇몇은 다른 사람에게 슈퍼비전을 받아야 했고, 그래서 슈퍼비전 할 만한 좋은 사례가 있는 학생이 지금은 없다네. 그래서 나 자신이 슈퍼비전을 받으면 좋겠다고 총회에 부탁했고, 그 일을 자네가 해주었으면 하네.

"나는 아이를 분석한 회기 하나를 발표할 건데 분석으로서 이것이 끔찍하다고 생각할지도 모르겠네. 하지만 이 사

••

3 London: Hogarth Press, 1975.

례가 논의를 이끌어낼 수 있을 거라고 보네. 나는 이 날을 설레는 마음으로 기다리고 있네. 만약 필요하다면 만나서 자네가 더 알고 싶은 것에 대해서 알려줄 수 있을 거야. 그냥 복잡하게 생각하지 말고 맡아주면 좋겠네."

런던에 도착한 지 얼마 되지 않아, 클레어가 준비한 호화로운 저녁식사 후 위니코트는 7월 22일에 예정되어 있는 예비총회 학회프로그램의 일부인 영국정신분석학회 행사에 대해서 이야기했습니다. 사례에 대해 숙지하기 위해 읽어볼 수 있는 기록이 혹시 있는지 묻자 그는 내가 따로 시간을 내 준비할 필요가 없으며, 슈퍼비전 논평을 하고 모임에서 열린 토론을 이끌 자료로서 자신이 발표할 내용 외의 다른 것들로 머리를 미리 복잡하게 할 필요도 없다고 반쯤은 진지하게 말했습니다. 이러한 장난스런 대화 이후에야 그는 비로소 사례의 타자본 일체를 건네었는데, 아직 어느 부분을 발표할지 결정하지 못한 상태였습니다.

미리 공지된 대로 위니코트가 슈퍼비전 하는 것을 보지 못하고 대신 잘 알려지지 않은 동료에게 슈퍼비전 받는 것을 보게 될 청중들이 실망할까 봐 걱정이 된 나는, 내용에 대해서 좀 더 알고 토론을 어떻게 이끌어갈지 생각해보기 위해 호텔로 돌아오자마자 원고를 급하게 뒤적거렸습니다. 마치 우연히 귀중한 예술품을 발견한 것처럼, 이 원고를 읽으면서 느꼈던 흥분과 기쁨 덕에 걱정은 날아가버렸고, 즐거운 기대와 함께 행사를 기다리게 되었습니다. 그 원고가 바로 이 책입니다.

넓은 원형강의실 의자는 사람들로 빼곡했으며, 늦게 도착한 사람들은 설 공간이 있는 것만으로 만족해야 했습니다. 모임에 등록한 사람들 목록에는 전 세계 곳곳에서 온 정신분석학자들과 함께 소수의 영국인이 포함되어 있었는데, 이는 예비총회 학회프로그램이 주로 외국에서 온 방문자들을 위한 것이기 때문이었습니다.

위니코트는 자신을 초청한 자리에서 왜 슈퍼비전을 하는 것이 아니라 받게 되었는지 이유를 설명하였고, 그 후에 부드러운 목소리와 겸손한 태도로 사례를 소개하면서 환자와의 첫 회기에서 이루어진 작업에 대해서 발표했습니다. 뒤이은 토론의 논점은 간헐적이고 불규칙적인 회기들로 이루어진 이른바 "요구에 따른 정신분석"이라는 치료형태가 분석인가 심리치료인가 하는 문제로 집중되었습니다.

위니코트는 분석 상황의 표준적 형식이나 분석 회기의 빈도 혹은 규칙성에 대해서가 아니라, 전이와 무의식을 다루었던 자신의 작업에 주의를 집중시키면서 토의를 이끌었습니다. 이러한 토론 과정에서 어느 참을성 없는 청중이 다 들릴 정도로 이렇게 속삭이는 것이 들리기도 했습니다. "만약 이것이 과연 분석인지 회의가 든다면, 도대체 어떻게 꼬마 한스(Little Hans)[4] 사례가 여전히 정신분석 문헌의 고전으로 여겨질 수 있겠어?"이 책 서문에서 위니코트는 "요구에 따른"분석방법의 이점에 대해 논의합니다.

사실 위니코트는 1958년에 정신분석에 대한 관점을 이미 이렇게 정의한 바 있습니다.[5] "나는 정신분석적 치료(psychoanalytic treatment)에 대해 언급했고, 여기에 균형을 맞추기 위해 다른 동료는 개인정신치료(individual psychotherapy)를 언급하였다. 내 생각에 우리는 둘 다 같은 문제의식에서 시작한 것 같다. 즉 어떻게 이 둘을 구분할 것인가? 개인적으로 이 둘은 구별이 불가능하다고 본다. 내게는 치료자가 분석적 훈련을 받았는가 여부가 중요하다.

"이 두 방식을 서로 대비해보는 대신, 이를 소아정신의학적 치료 방식에 비춰보는 게 더 나을 것 같다. 임상에서 나는 소아정신의학적 관점으로 이 연령대(잠재기)의 아이들 수천 명을 치료한 바 있다. 숙련된 분석가로서 나는 수백 명의 아이들에게 개인정신치료를 행하였고, 열두 살에서 스물네 살 사이 아이들 상당수와 정신분석을 했다. 이들 사이 경계는 너무 애매해서 정확히 구분할 수 없다."

••

4 Freud, S. (1909), *Analysis of a Phobia in a Five-Year-Old Boy*. Standard Edition, 10:3-149. London: Hogarth Press, 1955.

5 Child Analysis in the Latency Period. In: *The Maturational Processes and the Facilitating Environment*. New York: International Universities Press, 1965; London: Hogarth Press, p. 115.

몇 년 후인 1962년 그는 이 주제로 다시 돌아와서 이렇게 말했습니다.[6] "나는 분석하는 것을 즐기고 항상 분석이 끝나기를 기대한다. 분석을 위한 분석은 의미가 없다. 나는 환자들이 분석을 할 필요가 있기에 분석을 하고, 끝낼 필요가 있기에 끝낸다. 만약 환자가 분석을 필요로 하지 않는다면, 무언가 다른 것을 한다. 분석에서 사람들은 묻는다. "얼마나 많은 일을 할 수 있는가?" 반대로 내 클리닉의 표어는 다음과 같다. "해야 할 일은 얼마나 적은가?"

위니코트는 같은 논문에서 다음과 같이 결론을 맺습니다. "개인적 의견을 말하면, 표준 기법을 쓰는 임상에서 우리가 정신증적 장애에 속하는 정신기제를 해석하든 아니면 정서발달에 있어 원시적 단계에 속하는 정신기제를 해석하든, 목표는 변하지 않는다. 만약 목표가 전이라는 맥락 속에서 발생하는 의식을 언어화하는 것이라면, 우리는 분석을 하고 있는 것이다. 만약 그게 아니라면 우리는 이 상황에 적절한 다른 무언가를 실천하는 분석가이다. 그리고 이것이 왜 안 된단 말인가?"

이샤크 램지(Ishak Ramzy) 박사
1974년 10월

··

6 The Aims of Psycho-Analytical Treatment. In: *The Maturational Processes and the Facilitating Environment*. New York: International Universities Press; London: Hogarth Press, 1965, pp. 166-70.

서문

이 책은 내 이름으로 출간되었지만, 피글(Piggle)[1·2]이라고 불리는 아이의 부모와 함께 썼다. 이 책은 정신분석 면담에 대해 세밀하게 기술하려고 시도한 나의 임상노트와 가브리엘[3]에 대해 쓴 부모의 편지에서 발췌한 부분으로 구성되어 있다. 여기에 내 의견을 덧붙였지만, 바라기로는 이것이 독자가 이 자료에 대해 나름의 관점을 발전시키는 것을 방해하지는 않았으면 한다.

분석의 내밀한 세부사항을 출판하는 것이 과연 옳은 일인가 하는 의문이 생길 수 있다. 그러나 이 사례의 경우 치

---

1 영국에서 '피글'이라는 별명은 애정을 담아 아이를 부르는 말로 종종 쓰인다.

2 'Piggle'은 'pickle'의 고어로서 'to be in a piggle(pickle)'은 '안 좋은 상황에 사로잡혔다'는 의미이다. 셰익스피어의 희곡 <템페스트>에서의 용례가 유명하다(옮긴이).

3 피글의 본명. 위니코트는 관례와 달리 가명을 쓰지 않고 본명을 그대로 남겨두었다. 이후에 공개된 부모에게 보낸 편지에서 위니코트는 가브리엘의 이름을 바꾸면 아주 중요한 무언가를 잃는 것 같았다며, "이름을 바꾸면 그 아이에 대한 느낌까지 바뀐다니 참으로 놀랍습니다"라고 썼다. 물론 성은 밝히지 않았다(옮긴이).

료를 시작할 때 환자가 2세 4개월밖에 되지 않았다는 사실 때문에 결정이 조금 쉬웠다. 또한 부모는 가브리엘이 성장한 후에 우연히 보게 되더라도, 자신의 치료 내용을 담은 이 책이 아이에게 어떠한 해도 끼치지 않을 것이라고 생각한다는 의견을 제시하면서 어느 정도 책임을 떠안았다.[4]

나는 이 치료를 완료된 것으로 기술하지 않으려 했다. 내담자가 너무 어려서 분석이 변화를 일으키는 시점에 발달 과정이 분석 과정을 대체하게 될 때, 분석이 완료된 것으로 보아야 하는지에 대해서는 나 자신도 확실치 않다. 이 사례의 경우, 초기에는 질환이 현저했기에 분석 작업 덕에 아이 상태가 호전되었다고 이야기하는 것이 어렵지 않았다. 그러나 시간이 흐르고 아이가 질환을 이루는 견고한 방어 조직의 패턴으로부터 벗어나기 시작하면서 임상적 호전과 정서 발달을 구분하는 것이 아주 어려워졌고, 또한 치료 작업과 이제는 자유롭게 풀려난 성숙 과정 사이의 경계를 구별하는 것도 쉽지 않았다.

가브리엘의 부모는 1964년 1월, 아이가 2세 4개월 때 내게 연락을 했다. 나는 가브리엘이 2세 5개월 때부터 '요구

----

4 이후 아이의 어머니는 회기의 기록에 대해서 출판과는 별개로 몇 가지 의견을 제시했고, 이 책에 그중 일부가 담겨 있다.

에 따라' 열네 번^5 만났으며, 마지막 회기 때 아이 나이는 다섯 살이었다.

이 분석에서, 아이가 런던에서 꽤 먼 곳에 살았기에 치료는 '요구에 따라' 진행되었고, 이는 치료 종결에 영향을 미쳤다. '요구에 따르는' 분석을 해서는 안 된다거나, 간헐적으로 집중치료를 해서는 안 된다는 주장에는 아무런 근거가 없다. 먼 미래는 예측할 수도 없고, 그럴 필요도 없다. 그러나 일단 치료가 시작되면, 증상이 나타날 때마다 아이가 치료를 받아야 한다고 생각하는 경향이 있는 부모보다는 분석가가 아이의 증상에 더 관대할 수 있다. 일단 아이가 치료를 시작하면, 우리는 행복한 집에서 잘 보살핌 받고 있는 모든 아이들에게도 다양하고 풍성한 증상이 있다는 것을 잊기 쉽다. 치료가 사실은 가정이 지닌 아주 소중한 능력, 즉 감정적 괴로움이나 감정 발달의 일시적 정체, 또는 발달 그 자체를 시사하는 아이의 임상상태를 견디고 다루는 능력을 저해할 수도 있는 것이다.

이러한 점에서 보면 '요구에 따른' 분석은 주 다섯 번씩 만나는 방법에 비해 나은 점이 있다. 하지만 타협이 좋다는 식으로 생각해서는 안 된다. 아이는 매일 회기를 갖는 것을

••

5 이 책에는 16회기까지 담겨있다. 위니코트는 심층적 상호작용이 일어난 앞의 14회기만을 '만남'으로 생각하고 있는 것으로 보인다. 혹은 14회기 이후 치료가 종결된 것으로 판단하고 이 글을 썼을 수도 있다(옮긴이).

기본으로 하여 분석을 받거나, 아니면 '요구에 따라서'만 나든지 해야 한다. 흔히들 타협해서 하고 있는 일주일에 한 번 만나는 치료는 그 가치가 의심스러운데, 이도저도 아니라서 진정으로 깊이 있는 작업이 이루어지는 것을 방해하기 때문이다.

독자들은 치료 회기 사이에 부모가 쓴 편지 속에 아이의 임상상태가 잘 서술되어 있는 것을 보게 될 것이다. 이 편지들은 출판에 대한 고려 없이 오로지 분석가에게 정보를 주기 위한 것이었는데,[6] 이를 통해 우리는 처음 몇 번의 치료 회기 이후 가브리엘의 문제가 조금씩 뚜렷해지고, 어떤 질환의 패턴으로 조직되어 간다는 것을 알 수 있다. 그런 후 점차 이 패턴은 어느 정도까지 사라지고, 마침내 일련의 성숙 과정에 자리를 내어준다. 이 과정은 엄마가 동생을 임신하기 전 가브리엘이 유아 시절에 만족스럽게 경험하였지만, 다시 한 번 통과해야 하는 과정이었다. 그러나 독자들은 정신분석 작업의 기술 속에서 아동의 성격 안에 있는 본질적 건강함을 볼 수 있을 것이다.

치료에서나 집에서 아이가 정말로 아팠을 때조차 분석가에게 이는 아주 분명했다. 치료는 시작부터 아주 분명한 동력을 가지고 있었으며, 이는 분석가에 대한 부모와 환자

---

6 이후 연구에 따르면, 최소한 가브리엘의 엄마는 처음부터 출판을 염두에 두었다고 한다. 이 책에 실린 편지들도 대부분 엄마가 썼다(옮긴이).

의 확신에 의해서 더 강력해졌다. 이루어진 작업에 대한 기술을 보면 알 수 있듯 처음부터 가브리엘은 작업을 하러 왔으며, 치료에 올 때마다 자신이 표현할 수 있는 문제를 가지고 왔다. 각 회기마다 분석가는 아이가 특정한 문제에 대해서 알려주고 있다는 느낌을 받았다. 비록 아무런 방향성도 보이지 않는 쉽게 가늠할 수 없는 놀이, 행동, 대화가 이루어지는 때가 많았지만 말이다. 이와 같은 모호한 놀이의 단계는 분명 아주 중요한데, 왜냐하면 이러한 혼돈으로부터 방향감각이 발달하고, 아이가 진정한 욕구의 감각에 기반하여 의사소통을 할 수 있게 되기 때문이다. 그리고 이 욕구 때문에 아이는 또 다른 회기를 요청했다. 나는 기록할 때 모호했던 것들은 일부러 모호한 그대로 남겨두었다.

D.W. 위니코트
1965년 11월 22일[7]

---

7 이 날짜는 열세 번째 회기 하루 전날이다. 전술한 대로 분석은 16회기까지 진행되었다. 이 무렵 위니코트는 이 만남을 출판할 생각을 가졌을 가능성이 높으며, 실제로 13회기 이후 회기 내에서 위니코트가 책상에 앉아 기록을 하고 있는 모습이 보이기 시작한다(옮긴이).

환자

엄마가 쓴 부모의 첫 편지에서 발췌

(1964년 1월 4일)

2세 4개월인 제 딸 가브리엘을 위해 시간을 내주실 수 있을지 여쭙고자 선생님께 편지를 씁니다. 아이는 걱정을 하면서 밤에 잠을 이루지 못하며, 항상 그렇지는 않지만 대체로 전반적 삶의 질뿐만 아니라 우리와의 관계도 이 걱정 때문에 나쁜 영향을 받고 있습니다.

여기 몇 가지 자세한 내용을 알려드립니다.

아기 때 가브리엘에 대해서 표현하는 것은 어렵습니다. 아이는 꼭 다 자란 것처럼, 커다란 내적 자원을 지니고 있다는 느낌을 주었습니다. 수유 대해서는 이야기할 것이 거의 없네요. 아이는 쉽고 자연스럽게 젖을 빨았고, 떼는 것도 쉬웠습니다. 수유는 9개월 동안 했습니다. 균형감각이 좋아서 걷는 것을 배울 때에도 거의 넘어지지 않았고, 넘어져도 운 적이 거의 없었습니다. 아주 어릴 때부터 아빠를 향한 감정이 강렬했고, 엄마에게는 다소 고압적이었습니다.

아이가 21개월이 되었을 때 여동생(현재 7개월)이 태어났습니다. 제 생각에는 이게 아이에게는 너무 일렀던 것 같습니다. 동생의 출산과 이에 대한 우리의 불안[1]이 아마도 아이에게 큰 변화를 가져온 것 같습니다.

아이는 요즘 쉽게 지루해하며 우울해하는데 이것은 이전에는 잘 보이지 않던 모습입니다. 다른 사람과의 관계나 특히 자신의 정체성에 대해서 갑작스럽게 지나치게 의식합니다.[2] 심한 괴로움과 동생에 대한 선명한 질투는 아주 갑작스럽게 시작했지만 오래가지는 않았습니다. 지금 둘은

··

1 나는 엄마 또한 매우 이른 시기에 동생이 태어나는 경험을 했다는 것을 나중에서야 알았다(도널드 위니코트). 가브리엘의 불안에 부모의 불안이 섞여 있을 것이라고 보는 근거가 되는 부분 중 하나이다(옮긴이).

2 '임상적으로 기술된 질환'(위니코트 메모). 위니코트는 책 전체에 걸쳐 이처럼 텍스트 옆에 자신만의 메모를 남겨놓았다. 이 시기 위니코트가 자신의 저술에서 사용했던 일상적이고 섬세한 표현과는 상당히 다른 관념적이고 추상적인 구절들이 많다. 그가 여전히 임상에서는 안나 프로이트의 자아심리학과 멜라니 클라인의 심층심리학 관점에서 사례를 들여다보고 있었다는 증거가 된다. 과도하게 관념적이거나 모호한 구절들이 상당히 많아 이해하기 어려운 부분도 있다. 위니코트가 초고만 남겨놓고 세상을 떠나지 않았다면, 이 메모들은 원래 텍스트에 흡수되거나 훨씬 정제된 형태가 되었을 것이다(옮긴이).

서로 아주 좋아합니다. 가브리엘은 엄마의 존재를 거의 무시해 왔는데, 지금은 때때로 더 많이 분노하기도 하지만 훨씬 더 따뜻하게 대합니다. 아빠에 대해서는 눈에 띄게 아주 쌀쌀해졌습니다.

이에 대해 더 자세히 말씀드리지는 않겠습니다. 다만 밤 늦도록 아이가 부모를 찾게 만드는 환상에 대해서는 말씀드려야 할 것 같아요.

아이에게는 검은 엄마와 검은 아빠가 있습니다. 검은 엄마는 밤마다 아이에게 나타나 "내 찌찌(yams)가 어디에 있니?"라고 말한답니다. ('얌'하기=먹기. 아이는 자기 가슴을 가리키면서 "찌찌"라고 부르고, 가슴을 당겨서 더 크게 만듭니다.) 때때로 검은 엄마는 가브리엘을 변기에 처넣기도 한답니다. 전화로 이야기할 수 있는 검은 엄마는 아이의 배 안에 살고 있는데, 종종 아프고 좀처럼 낫지 않는다고 합니다.

두 번째 계열의 환상은 첫 번째보다 더 일찍 시작한 것으로 '바바카(babacar)'에 대한 것입니다. 매일 밤 아이는 계속해서 다음과 같이 외칩니다. "바바카에 대해서 말해 봐. 바바카에 대해서 모두 말해봐." 검은 엄마와 검은 아빠는 종종 바바카 안에 함께 있으며, 또는 어떤 남자가 바바카 안에 혼자 있기도 합니다. 분명한 것은 검은 피글도 있다는 것입니다. (우리는 가브리엘을 '피글(the Piggle)'이라고 부릅니다.)

지나간 일이지만 피글이 매일 밤 얼굴을 심하게 긁은 때도 있었습니다.

종종 아이는 매우 생기 있고 자발적이며 활력이 넘치지만, 우리는 지금이야말로 선생님에게 도움을 요청할 때라고 생각합니다. 주저앉아 딱딱하게 굳어버리는 것이 고통을 처리하는 유일한 방식이 되어버릴까 걱정입니다.

엄마에게서 온 편지의 일부

제가 선생님께 편지를 쓴 이후로 좋아진 점이 없습니다. 피글은 현재 놀이에 거의 집중하지 못하고 있으며, 아이 자신이 되는 것을 받아들이지 못하고, 바바가 되거나 또는 더 자주 엄마가 되어버립니다.[3]

"피가(Piga)가 가버렸어, 바바카에게 갔어요. 피가는 검어요. 피가는 둘 다 나빠요. 엄마는 바바카 때문에 울어요!"[4]

저는 아이에게 '바바카와 검은 엄마를 이해하는' 위니코

••

3 '임상적 상태가 나빠지고 있음'(위니코트 메모).

4 아이가 우는 것이 아니라 엄마가 울고 있다. 리브스(Reeves)는 부모 사이의 갈등이 피글의 불안의 원인일 가능성을 제기하고 있다. 실제로 피글의 치료가 끝나고 얼마 지나지 않아 이 부부는 이혼했다. 앞 편지에서 검은 엄마뿐 아니라 검은 아빠도 등장한다는 사실 참조(옮긴이).

트 선생님에게 편지를 썼다고 말했습니다. 그 후로 아이는 밤마다 "바바카에 대해 말해줘"라며 보채는 행동을 멈추었습니다. 뜬금없이 아이는 두 번이나 "엄마, 위니코트 선생님께 데려다줘"라고 요구했습니다.

첫 번째 회기

(1964년 2월 3일)

부모가 '피글'을 데려왔고, 우선 우리는 상담실에 잠깐 함께 있었다.[1] 가브리엘은 진지해 보였고, 아이가 진료실에 머리를 들이밀자마자 나는 아이가 치료 작업을 하고 싶어 한다는 인상을 분명히 받았다.

나는 피글 및 부모와 함께 대기실로 나왔다가, 피글만 상담실로 다시 데려가려 했다. 하지만 아이는 내켜하지 않았

..
1 브렛 카(Brett Kahr)에 따르면 위니코트는 피글의 엄마와 친분이 있어, 피글을 만나기 전에 이미 수차례 옥스퍼드셔의 피글 집을 방문한 적이 있고, 따라서 피글을 이전에 만난 적이 있었을 것이라고 한다(옮긴이).

고, 상담실로 가는 동안 엄마에게 말했다.

"나 너무 부끄러워."[2]

그래서 나는 엄마를 상담실로 들어오게 하면서 대신 아무것도 도와주지 말라고 했다. 엄마는 카우치에 피글과 함께 앉았다. 나는 책상 옆 곰인형에게 아는 척을 하고, 방 뒤편으로 가서 바닥에 앉아 혼자 장난감을 가지고 놀았다. 그리고 피글에게 말했다. (그 자리에서는 피글이 안 보였다.)

"여기로 곰인형을 가져오렴, 곰에게 장난감 보여주고 싶어."[3]

그러자 아이는 바로 곰을 데려와서 장난감 구경을 도와주었다. 이제 피글은 스스로 장난감을 가지고 놀기 시작했고, 장난감 더미 안에서 기차 부품을 꺼내면서 자꾸 이렇게 말했다.

"이거 찾았어요."

5분 뒤에 엄마는 슬그머니 대기실로 나갔다. 이때, 문은 열어 두었는데, 이것은 치료 세팅을 시험하고 있는 피글에게는 중요한 일이었다. 곧 아이는 반복하던 행동을 다시 시작했다.

"여기 또 있네, 여기 하나 더 있네."

..
2 '첫 소통'(위니코트 메모).
3 아이를 자연스럽게 놀이 속으로 데려오는 위니코트다운 기법. 곰인형과 함께하기에, 그리고 곰인형을 보살피는 위니코트와 동등한 입장이 되기에 아이는 불안하지 않다 (옮긴이).

이 말들은 대부분 화물차나 기관차와 관련되어 있었지만, 실제 무엇에 대한 언급인지는 그리 중요해 보이지 않았다.[4] 그러므로 나는 이를 일종의 의사소통으로 받아들였고, 이렇게 말했다.

"이건 또 다른 아기, 수쉬(Sush) 아기[5]구나."

내가 말한 것은 정확한 것 같았다. 왜냐하면 이후 아이는 수쉬 아기가 왔던 때의 기억에 대해서 설명하기 시작했기 때문이었다. 피글은 이렇게 말했다.

"나는 아기였어. 아기 침대(cot)에 있었어요. 자고 있었어. 젖병을 들었어요."

'핥기'에 대한 이야기인 것 같다는 생각이 들어 나는 물었다.

"핥았다고 말했니?"

아이는 "아니. 안 그랬어요"라고 답했다. (나중에 안 사실인데 아이는 젖병을 사용한 적이 없지만, 동생이 젖병을 빠는 것을 본 적은 있었다.) 그래서 나는 다시 말했다. "아, 다른 아기가 있었구나." 이는 아이가 출생에 대한 이야기를 할 수 있도록 돕기 위한 것이었다.

아이는 가운데 구멍이 있는 동그란 것(마차 바퀴)을 가져와서 말했다.

••

4 '소통의 구축'(위니코트 메모).

5 동생 수잔을 가리킨다(옮긴이).

"이건 어디서 왔어요?"

나는 사실을 이야기해주고 나서 물었다.

"그럼 아기는 어디서 왔을까?" 아이가 대답했다.

"아기침대(De Cot)!"

그러면서 아이는 작은 남자 인형을 장난감 자동차의 운전석 안으로 밀어 넣으려 했다. 하지만 너무 커서 들어가지 않았다. 그럼에도 아이는 창문으로 밀어 넣으려고 하는 등 이런저런 방법을 시도했다.

"안 들어가네. 꽉 끼었어."

이제 아이는 작은 막대기를 집어들어 창문 안으로 밀어 넣고는 "막대기는 안으로 들어가네"라고 말했다. 나는 아기를 만들기 위해 여자 안으로 뭔가를 넣는 남자에 대해 말했다. 아이가 말했다.

"나 고양이 있는데… 다음에 고양이 데려올게요, 다음에."[6]

이 순간 아이는 엄마가 보고 싶어 문을 열었다.[7] 나는 곰 인형과 이야기하는 것에 대해서 뭐라 말했다. 다루어야 할

----

6 '불안으로 인한 화제 전환'(위니코트 메모). cot에서 cat으로 연상이 흐른 것으로 보인다. 위니코트는 여기에서 멜라니 클라인 식의 적극적인 해석을 시도하는데, 피글은 엉뚱한 이야기로 반응한다. 메모에서처럼 정확한 해석이 불안을 자극했다고 본 위니코트와는 달리 초점을 벗어난 과도한 해석 때문에 오히려 피글이 당황한 것이라고 보는 입장도 있다(옮긴이).

7 '엄마와의 접촉. 안도감'(위니코트 메모).

어떤 불안이 있었고, 나는 이를 말로 표현하려 했다.

"무서웠구나. 무서운 꿈도 꾸니?"

그러자 아이가 말했다.

"바바카에 대한 꿈을 꿔요"

이것은 수쉬 아기와 관련하여 엄마가 나에게 이미 알려준 이름이었다. 이때 가브리엘은 양(lamb) 인형의 리본을 벗겨서 자기 목에 두르던 참이었다. 나는 그때 이렇게 물어봤던 것 같다.

"바바카는 주로 뭘 먹니?"[8] 아이가 대답했다.

"몰라요. 나는 파란…. 오, 이것 봐 풍선이네." (아이는 자기가 언급한 바람 빠진 풍선을 가져와서 이를 부풀리려고 했지만 자꾸 실패했고 이와 함께 놀이가 시작되었다.)

이제 아이는 어떤 남자 얼굴이 그려져 있던, 광택이 지워진 작은 백열전구를 집어들었다. 아이가 말했다.

"작은 남자 그려주세요."

나는 전구 위에 남자 얼굴을 다시 그렸다. 아이는 작은 플라스틱 딸기 바구니를 집어 들더니 이렇게 말했다.

"여기 뭐 넣어도 돼요?"

아이는 매우 신중하게 모든 것을 상자 안에 집어넣었다.

··

8 가브리엘에게 바바카는 어떤 장소이거나 탈 수 있는 것(container)이다. 하지만 여기에서 위니코트는 바바카가 어떤 존재라고 간주하고 묻는다. 가브리엘은 화제를 돌린다(옮긴이).

대략 여덟 상자 분량의 이런저런 잡동사니들이 있었다. 나는 이에 대해 말했다.

"모든 것들을 그러모아서 마치 요리를 하듯 아기를 만들고 있구나." 아이가 말했다.

"정리해야 해! 정리 안 하면 못 가!"[9]

마침내 가브리엘은 아주 작은 조각들까지 모조리 상자 여섯 개 안에 빠짐없이 집어넣었다. 여기서 나는 어떻게 할까 잠시 망설이다가, '검은 엄마'에 대해 직접 다루기로 했다.

"너 엄마한테 화난 적 있니?"

나는 같은 남자, 즉 아빠를 사랑하기 때문에 생겨난 엄마에 대한 경쟁심을 검은 엄마에 대한 생각과 연결시켰다. 아이가 아빠에게 깊은 애정을 느낀다는 것은 아주 분명했기에, 이러한 해석을 하면서 나는 전혀 불안하지 않았다. 어떤 층위에서든 이는 사실임에 틀림없었다.

모든 것을 깨끗하게 치운 후[10] 아이가 말했다.

"나 엄마아빠한테 갈래요." 그러고는 대기실로 가면서 말했다.

"내가 다 정리했어."

정리하는 동안, 가브리엘은 곰인형을 포함한 모든 장난

---

9 다시 화제를 돌린다. 위니코트는 치료 전반에 걸쳐 유아성욕에 대한 클라인 이론에 기반한 해석을 시도하는데, 가브리엘은 이에 대해서 대개 무시나 회피로 반응한다. 이 반응을 어떻게 해석할지는 이론가마다 입장이 다르다(옮긴이).

10 '혼돈을 부정함'(위니코트 메모).

감을 나와 함께 선반 아래로 치웠다. 그리고 우리는 양 인형 목에 다시 한 번 리본을 둘러주었다. 대기실에서 아빠가 피글을 돌보는 동안, 나는 엄마와 면담을 했다.

엄마와의 면담

엄마는 최근 피글의 상태가 나빠진 것 같다고 말했다. 아이는 말썽을 부리지도 않고 동생도 잘 대해주었다. 이렇듯, 문제가 뭔지 정확히 말하기는 어렵지만 아이는 아이 자신이 아니었다. 실제로, 아이는 자신이 되기를 거부하며 이렇게 말했다.

"나는 엄마야, 나는 아기야."

아이는 자기 자신으로 불리기를 원치 않았다. 아이는 높은 톤의 목소리를 인위적으로 만들었다. 그리고 심각하게 이야기할 때는 목소리를 낮게 깔았다. 아기였을 때 피글은 지나치게 자립적이고 자신감 넘치는 아이였다. 그런데 수잔이 태어나자마자 엄마는 피글에게 더 많은 관심이 필요하다는 것을 깨달았다. 피글이 갓난쟁이였을 때 불러주었던 노래[11]가 하나 있는데, 최근 부모가 그 노래를 부르자 아

..

11 "저희가 옛 노래를 후렴이 있는 자장가로 만들었어요. … '엄마와 아빠는 여기 있을 거야'(아이가 잘 때). 오랜 동안 아이는 누가 그 노래를 흥얼거리면 눈이 붉어졌어요. 우리는 이제 가사를 좀 바꿨는데(원래는 이별 노래거든요), 아이는 어떤 때는 좋아하고 어떤 때는 '그만'이라고 외쳐요."(부모의 노트)

이는 매우 슬프게 울면서 말했다.

"그만. 그 노래 부르지 마."[12] (나와 함께 있을 때, 한번은 피글이 어떤 곡조를 콧노래로 흥얼거렸고, 내가 이에 맞춰 "바다를 향해하는 배… "라고 가사를 읊자 피글은 아주 기뻐했다. 피글은 아빠에게 배운 노래라고 했다.)

아이가 질색했던 그 노래는 영어로 번안된 독일 노래였고, 엄마와 아기와의 친밀한 관계에 대한 노래였다. 엄마의 모국어는 독일어, 아빠의 모국어는 영어였다.

검은 엄마와 바바카와 대해 분명하게 이해하기 힘들었던 것이 몇 가지 있었다. 피글의 악몽은 바바카에 관한 것일 수도, 또한 기차에 관한 것일 수도 있다.[13]

피글은 배변 훈련을 받지 않았음에도 불구하고 동생이 태어난 지 일주일 만에 스스로 대소변을 가렸다. 아이는 말을 거의 하지 않다가 갑자기 유창하게 말을 하는 성향에 속

··

12 원래는 이별 노래였던 곡을 부모가 자장가로 만들었다는 이 부분에 대해서 다양한 해석이 있다. 자장가를 부르고 나면 엄마가 곁을 떠난다는 사실 때문에 아이가 이 노래를 싫어했을 수 있고, 피글이 노래의 원래 가사를 알았기에 불안했을 거라고 보기도 한다. 한편 아우슈비츠에서 가족을 잃었던 엄마의 가족사에서 이 노래에 담긴 슬픔이 전달되었을 거라고 보는 관점도 있다(옮긴이).

13 '질병에 대하여 추가적으로 기술함'(위니코트 메모). 하지만, 위니코트는 이 치료 전체 속에서 기차에 대해서는 탐색하지 않는다. 리브스는 이 기차가 가브리엘의 엄마네 가족이 탔던 아우슈비츠로 가는 기차일 수 있다고 말한다. 실제로 '가브리엘'은 피글의 가운데 이름이며, 원래 이름(first name)은 에스더(Esther)였다. 이는 아우슈비츠에서 세상을 떠난 피글의 대고모의 이름을 딴 것으로, 가족은 이 이름 자체를 집안에서 전혀 쓰지 않았다고 한다. 혹자는 위니코트가 이 기차라는 대상을 탐색하지 않은 이유가 이 가족사에 대한 배려 때문이었다고 추측하기도 한다(옮긴이).

했다. 원래는 하루 종일 잘 놀았는데, 동생이 태어난 후로는 침대에 드러누워 놀지도 않고 엄지손가락만 쪽쪽 빨아댔다.[14] 원래는 균형을 잘 잡았는데, 변화가 일어난 후로 자주 넘어져서 울고 아파했다. 아이는 상전처럼 굴었고 엄마는 아이가 시키는 대로 해야 하는 사람이었다.

피글은 생후 6개월 때부터 아빠를 좋아했고, 그때쯤 '아빠'라는 말을 했다. 그런데 갑자기 마치 그 단어를 잊어버렸거나 혹은 그 말을 쓰는 게 불가능해진 것처럼 '아빠'라는 말을 하지 않았다. 이러한 변화 이후로 피글은 엄마를 독자적인 한 사람으로 여기는 것 같았고, 엄마에게 더 깊은 애정을 보이기 시작했다. 동시에 아빠에게는 쌀쌀해졌다.

상담이 끝나고 며칠 후, 피글 엄마와 통화를 했다. 동생이 태어난 후 자신이 아기가 되는 것에 대해 지속적으로 저항해왔던 피글이 회기 이후 처음으로 아기가 되는 것을 받아들였다고 했다. 피글은 아기 침대로 들어가서 수없이 젖병을 빨았지만, 다른 사람들이 자기를 '피글'이라고 부르지는 못하게 했다. 아이는 아기거나 엄마였다. 피글들(Piggles)은 못됐고 '검은색'이었다.

••

14 위니코트는 계속해서 가브리엘의 불안과 분노를 탐색한다. 그러나 어머니의 피글에 대한 첫 번째 호소에도 우울이 있으며, 앞의 이별노래와 이 부분처럼 우울과 슬픔의 증거들이 있다. 코린느 마주어(Corinne Masur)는 사실 가브리엘의 핵심 문제는 엄마 혹은 동생에 대한 질투보다는 동생의 출생으로 인한 엄마의 부재와 애정의 상실에 대한 슬픔과 두려움이라고 주장한다(옮긴이).

"나는 아기예요."

엄마는 가브리엘이 스트레스를 많이 받지는 않는다고 느끼는 것 같았다. 엄마의 말에 따르면 아이에게는 자신의 경험을 상징화하는 특정한 방식이 있었다. 부모는 모두 다 어찌할지 몰라 했다. 내적 처리과정(internal process)을 통해 문제를 해결하는 아이의 능력이 지닌 긍정적 측면을 부모는 이해하지 못하는 것 같았다. 또 한편으로 현 상황이 만족스럽지 않다는 그들의 느낌은 옳은 것이기도 했다.

피글은 침대에 누워서 이유도 모른 채 울었다고 했다. 지난 회기에서 상담실을 떠나면서 피글은 뭔가 잊고 있었다는 듯 "바바카"라고 중얼거렸다. 그리고 "위니코트 선생님은 바바카에 대해 몰라요. 바바카에 대해"[15]라고 말했다. 아이는 곰인형은 런던으로 돌아가 위니코트 선생님과 놀고 싶어하지만, 자기는 아니라고 했다.[16] 상담이 끝났을 당시 아이는 하마터면 곰인형을 장난감 사이에 놓고 갈 뻔 했지만, 마지막 순간에 그것을 기억해내서 집으로 가져갈 수 있었다. 아이는 내게 바바카에 대해 말하지 않은 것을 내내 아쉬워했던 것처럼 보였다.

부모는 "어떤 일이 터지기" 이전에, 검은 엄마와 바바카

··

15 첫 번째 회기에서 위니코트의 해석과 반응 때문에 피글이 이해받지 못한다고 느꼈다는 증거(옮긴이).

16 '분석가에 대한 믿음'(위니코트 메모).

에 대한 긴장으로 인해 피글이 고통스러워했던 시기가 있었음을 떠올렸다. 엄마는 바바카의 정확한 유래를 알지는 못했지만 그것이 검은색, 검은 엄마, 검은 자기, 검은 사람들과 관계가 있다는 것은 알고 있었다. 잘 놀다가도 가브리엘은 갑자기 걱정스러운 표정으로 "바바카"라고 말했고, 이는 모든 것을 망쳐버렸다. 이것은 검은색이 '증오가 등장했다는 것(혹은 환멸[17])'을 의미한다는 생각에 부합한다.[18]

그 외에 있었던 일을 기술하자면, 엄마는 가끔씩 넘어지고 '다쳐야만 했고' 그러면 피글은 엄마를 낫게 했다. 이는 엄마에 대한 사랑과 증오가 동시에 나타난다는 증거이기도[19] 하고 또한 엄마를 무자비하게 사용[20]할 수 있는 피글의 능력에 대한 증거이기도 했다. 여기에서 우리는 질문을 하나 덧붙일 수 있어야 하는데, 넘어지는 것이 임신하는 것이라면, 이런 의미에서 아빠의 공격성 또한 아이의 행동에 포함되어 있는 것이 아닐까 하는 것이다.

••

17 위니코트는 세상에 막 태어난 아이는 자신이 전능하다고 느끼고, 원하는 대로 세상이 움직인다고 믿는다고 생각했다. 그러나 좌절들이 반복되면서 천천히 그러한 환상(illusion)에서 깨어나 객관적 현실을 인식하게 된다. 위니코트는 이를 환멸(disillusionment)이라고 불렀다(옮긴이).

18 '환멸'(위니코트 메모).

19 '양가성'(위니코트 메모).

20 위니코트는 1963년 논문 "관심을 가지는 능력의 발달"에서 대상을 '사용'하는 것이 대상과 관계 맺는 것에 선행해야 한다고 주장했다. 대상을 무자비하게 사용할 수 있을 때, 비로소 대상에 관심을 가지고 염려할 수 있는 능력이 자라난다(옮긴이).

논의

나는 "부끄러움(shy)"이 핵심 단어라고 생각했는데, 엄마와의 면담 및 보고를 통해서 이 사실이 확인되었다. 피글은 엄마와 새로운 관계를 맺어가는 중인데, 엄마에 대한 증오—아빠를 사랑했기 때문에 생겨났던—도 변화되고 있었다. 6개월 된 아이가 지녔던 아빠에 대한 사랑은 전체 인격으로 동화되지 않은 채, 그 당시에는 여전히 '주관적 대상(subjective object)'²¹이었던 엄마와의 관계와 별개로 존재하였다.

동생의 탄생과 관련된 변화는 피글에게 불안을 일으켰고 자유롭게 놀이할 수 있는 능력을 빼앗았으며 악몽을 꾸게 만들었다. 그럼에도 불구하고 이를 통해서 아이는 엄마를 분리된 한 사람으로 수용할 수 있게 되었고, 나름의 정체성을 수립했으며, 아빠와 강력한 유대 또한 형성했다. 아마도 그 '검은 엄마'는 엄마에 대한 피글의 주관적 선입견의 흔적일 터이다.

상담 과정을 자세히 돌이켜 살펴보면, 가장 중요한 순간은 만남 초기에 발생했던 것 같다. 그것은 내가 '또 다른

••

21 주관적 대상에 대한 구체적 내용은 다음을 참고할 것. Winnicott(1971), *Playing and Reality*, London: Tavistock Publications, p.80. *The maturational precesses and the Facilitating Evironment*, New York : International Universities Press; London : Hogarth Press, 1956, pp.180-181(한국어판 『성숙과정과 촉진적 환경』).

아기'에 대해 해석하자 피글이 자기는 침대에 있었다고 주장한 때였다. 그리고 나서 아기가 어디서 오는지에 대한 적절한 질문들이 뒤따랐다. 이것은 2세 5개월 된 아이에게서 쉽게 보기 어려운 조숙함이었다.

이 상담에서 중요한 점을 몇 가지 기록해보면 다음과 같다.

1. '부끄러워요(I am shy)'라는 말은 자아 강도와 자아 조직화의 증거[22]이며, 분석가를 '아빠 같은 사람'으로 본다는 증거이다.
2. 동생이 태어나면서 피글은 너무 이르게 자아를 발달시켜야 했고, 여기에서 문제가 시작되었다. 아이는 단순한 양가감정을 다룰 준비조차 되어 있지 않았다.
3. 광기의 요소들이 나타남. 바바카, 검정색 등과 관련된 일련의 것들, 악몽들.
4. 의사소통을 할 수 있는 능력.
5. 침대 속 아기가 되는 퇴행을 통한 일시적 긴장 해소.

••

22 자아심리학에서는 수치심을 오이디푸스 시기를 통과하여 자아가 어느 정도 조직화된 이후에 경험할 수 있는 감정으로 보았다. 반면 현대정신분석이론에서는 수치심을 오히려 생애 아주 이른 시기의 모아관계와 연관해서 사고하기도 한다. 여기에서 위니코트는 전자의 입장이다(옮긴이).

아빠가 쓴, 부모에게서 온 편지

저희를 만나주셔서 매우 기뻤습니다. 어떻게 선생님께 연락을 드려야 할지 고민하던 차에 마침 전화를 하셔서 정말 반가웠습니다. 아시다시피, 피글은 선생님을 만나고 온 다음날 온종일 젖병을 빨면서 아기 침대에 누워 있었습니다. 그 행동이 아이를 완전히 만족시키지는 못한 것 같았고, 곧 그만두었습니다. 피글은 지금 아기가 되었다가 큰 엄마(big mummy. 매우 관대한 엄마입니다)가 되는 등 갈팡질팡하고 있습니다. 그러나 절대 피글 자신이 되지는 않습니다. 아이는 이름을 부르는 것조차 허락하지 않습니다. "피가(Pigga)는 가버렸어. 걔는 까매, 피가는 둘 다 까매"라고 말하기도 합니다.

여전히 잠들기 힘들어합니다. 아이는 바바카 때문에 9시나 10시까지 항상 깨어 있습니다. 낮 시간 동안 즐겁게 놀고 난 뒤 아이는 두 번 말했습니다.

"엄마가 울어요."[23]

"왜?"

"바바카 때문에요."

그 바바카는 대개 검은 엄마와 관련된 것 같았습니다. 그러나 요 며칠간 처음으로 좋은 엄마가 등장했습니다. 자기

••

23 다시 피글이 아니라 엄마가 울고 있다. 피글의 우울과 불안이 엄마에게서 넘어왔을 가능성에 대해서 고려해봐야 하는 부분이다(옮긴이).

목소리가 아닌, 불안하면서도 꾸민 듯한 분명하지 않은 작은 목소리를 요새는 잘 내지 않습니다. 아이는 바바—동생이 아니라 인형입니다—와 이야기할 때 주로 그런 목소리를 사용합니다. 아이는 동생('수쉬 바바')인 수잔과 관계가 좋고, 가끔 심통을 부리기는 하지만 진심으로 잘 공감해 줍니다. 아이들은 소란스러운 소리를 같이 내며 서로가 너무나 즐거워합니다. 아이는 여러 번 유감스러운 듯 "위니코트 선생님은 바바카에 대해 몰라"라고 하면서 "나를 런던에 데려가지 마요."[24]라고 말했습니다.

상담 당시, 아이가 선생님께 '차[25]로 왔다'고 잘못 알려준 데에는 뭔가가 있는 것 같습니다. (당시 아이는 기차로 왔습니다. 제가 오해했을 수도 있지만, 다시 물어보지는 않았습니다.) 아이는 며칠간은 런던에 대한 이야기를 하지 않았습니다. 그러다가 어느 날, 어떤 노래가 기억나지 않는다고 하면서 갑자기 위니코트 선생님께 데려가 달라고 했습니다. 그리고 다음날에는 데려가지 말라고 했습니다. 그런 다음, 아이는 '놀고 이야기하기 위해서' 장난감 기차를 타고 런던으로 가는 놀이를 했습니다. 최근 며칠 동안 저는 피가가 되어야 했고, 아이는 엄마가 되었습니다.

"내가 위니코트 선생님에게 데려다줄게. (아빠는) 싫다

24 '부정적 전이저항'(위니코트 메모).

25 바바카의 car를 암시하는 것으로 보인다(옮긴이).

고 말해!"

"왜?"

"왜냐하면, 그냥 싫다고 말했으면 좋겠어."[26]

지난 이삼 일 동안 아이는 위니코트 선생님께 데려가 달라고 강하게 요구했습니다. 제가 슬퍼 보인다고 하자, 아이는 아침 내내 슬펐다고 하면서 데려가 달라는 말을 처음 했습니다. "위니코트 선생님한테 데려다줘." 저는 "네가 슬프다는 것을 편지로 전할게"라고 말해줬습니다. 지난밤에 악몽(그 꿈은 바바카와 검은 엄마에 대한 꿈이었는데, 검은 엄마는 피글의 찌찌를 탐하고, 피글을 검게 만들고 목을 굳게 만들었답니다)을 꾼 후에 아이가 말했습니다.

"바바카는 이뜨(ite)[27]야."

내가 '이뜨(ite)'가 뭐냐고 묻자 위니코트 선생님에게만 말해준다고 합니다. 아이가 고심하면서 반복하는 또 다른 새로운 환상이 있는데, 그것은 모두가 진흙 혹은 음메소의 뿌지직(brrrr) 속에서 첨벙대는 것입니다.[28]

아이는 여전히 자주 무기력하고 슬퍼 보입니다. 그러나 점점 더 많이 놀고, 다시 세상에 대해 흥미를 갖기 시작했으며, 이러한 점이 우리를 고무시킵니다.

··

26 '전이 안에서의 양가감정'(위니코트 메모).

27 그것(it)의 유아어로 추정(옮긴이).

28 '뒤죽박죽 어질러진 장난감의 반영'(위니코트 메모).

수잔이 태어나기 전과 비교해 보았을 때, 피글은 저에게 여전히 쌀쌀맞습니다. 단지 '아기가 되었을 때'에만 애정 어린 태도를 보이는 것 같습니다. 아이는 뭔가 즐거운 일이나 새로운 일이 생겼을 때, 또는 새로운 사람을 만나면 "전에도 이런 일이 있었어"라고 말합니다. "내가 침대에 누운 작은 아기였을 때 그랬어"라면서 말입니다. 밤에는 피글이 자기의 아기를 부르고, 그 아기에게 참으로 상냥하게 말하는 것이 들리곤 합니다.[29]

우리가 아이의 고통을 이해하는 데 있어 '지나치게 영리했다'고 말했던 선생님의 판단이 옳았던 것 같습니다. 우리는 별다른 생각 없이 둘째를 너무 빨리 가진 것에 대해 마음이 많이 쓰이고 죄책감을 느낍니다. 밤에 아이가 필사적으로 "바바카에 대해 말해줘요"라고 애원하면 우리는 뭔가 의미 있는 말을 해야 할 것 같은 압력을 느꼈습니다.

선생님께 피글이 아기였을 때의 이야기를 한 번도 한 적이 없는 것 같군요. 피글은 놀랍도록 차분하고 자신이 넘쳤는데, 사람들은 아이가 자신만의 세계를 확고히 가지고 있다고 느꼈습니다. 우리는 아이의 세계를 지나치게 복잡하게 만들지도 모르는 침범으로부터 아이를 보호하기 위해

29 '양가감정이 있기 전 엄마에 대한 기억과 현재 진짜 엄마에 대한 비난'(위니코트 메모). 메모에서 위니코트가 지적하듯, 피글은 동생 때문에 빼앗긴 애정을 그리워한다. 이는 다시 언급하지만 불안이나 분노가 아니라 상실에 대한 슬픔과 갈망에 가까운 감정이다. 이 뒤의 엄마 편지에도 아이의 슬픔이 강렬하게 묘사되고 있다(옮긴이).

상당한 노력을 기울였는데, 나름 성공한 것으로 보입니다. 수잔이 태어났을 때, 가브리엘은 자신의 틀로부터 내동댕이쳐진 것 같았고, 양분을 받는 원천으로부터 차단당한 것처럼 보였습니다. 우리는 아이가 약해지고 위축되는 모습을 보는 것이 마음 아팠고, 아이도 이를 느꼈던 것 같습니다. 또한 우리 부부 사이에 갈등이 있던 시기도 있었습니다.[30]

비록 선생님께서 말한 대로, 매우 나쁜 상태는 아니지만, 아이는 자신으로 돌아가는 길을 찾지는 못한 것 같습니다. 우리에게 아이가 어떻게 보이는지 설명하는 것보다 가브리엘을 잘 드러내는 사진 몇 장을 보여드리는 것이 더 나을 것 같습니다.

엄마에게서 온 편지

피글을 만나시기 전에 우리가 기록해두었던 것을 몇 가지 더 보내드리려고 합니다. 아이는 지금 매우 잘 지내고 있고, 아주 합리적이면서도 약간은 우울한 방식으로 사물들을 인식하기 시작했습니다. 피글의 침대에서는 종종 이런 소리가 들립니다.

··

30 결국 이혼으로 이끈 부부 사이의 갈등이 피글의 고통의 원천이라고 보는 입장의 근거(옮긴이).

"작은 아기야. 울지마. 수쉬 바바가 여기 있어. 수쉬 바바가 여기 있어."

아이는 여동생이 있는 것이 얼마나 좋은지에 대해 말하지만, 나는 왠지 아이가 많은 희생을 감내하고 있는 듯 느껴집니다.

아이는 정리하고, 청소하고, 무엇보다 햇빛 아래서 모든 것을 씻는 일에 많은 시간을 보냅니다. 하지만 노는 시간은 별로 없고 종종 멍한 상태에 있거나 조금 슬퍼 보입니다. 아이는 자신의 바바(인형이면서 매우 이상화된 인물)를 편안하게 해주는 데 상당히 많은 시간을 씁니다.

아이는 요새 못되게 구는 일이 더욱 잦아졌습니다. 예를 들면, 자러가야 할 때 발로 걷어차거나 소리를 지릅니다.[31] 화가 날 때는 숨이 끊어질 듯 다급하게 말합니다.

"나는 아기야. 나는 아기라구."

밤에 잠들기 어려워하는데 이에 대해 "바바카 때문이야"라고 말합니다. 바바카가 "나의 '검은 것'을 엄마에게 옮겨. 그러면 엄마가 무서워져요"라고 말하고, "나는 검은 피가 무서워"나, "나는 나빠"라는 말을 최근에 자주 합니다. (우리는 아이에게 '너는 나쁜 애야'라는 식의 이야기를 한 적이 없습니다.) 아이는 검은 엄마와 검은 피가 무서워합니다. 아이는 "그것들이 나를 검은색으로 만드니까"

••
31 '못되게 구는 능력 안에서 자아 발달'(위니코트 메모).

라고 합니다.

　어제는 아이가 제게 검은 엄마가 제 얼굴을 할퀴고, 찌찌를 쥐어뜯고, 저를 온통 더럽히고 '뿌지직'으로 죽였다고 말했습니다. 저는 "너는 상냥하고 깨끗한 엄마가 다시 있었으면 하고 바라는구나"라고 말해주었습니다. 그러자 아이는 자기가 아기였을 때는 그런 엄마가 있었다고 했습니다.[32]

　아이는 선생님을 만날 수 있다는 사실이 매우 기쁜 것 같습니다. 가끔 힘들 때는 위니코트 선생님에게 물어본다고 말합니다. 여전히 다음과 같은 놀이를 합니다.

　"엄마는 피글이고, 나는 엄마야. 내가 엄마를 위니코트 선생님에게 데려갈 거야. 싫다고 해!"

　"왜?"

　"선생님에게 바바양초(babacandle)[33]에 대해 말하려고." (바바카 대신 말이지요. 조금 은밀하게 웃으며 그럽니다. 마치 바바카를 숨기려는 것처럼. 참, 혹시 아이가 하는 말을 이해하기 힘들 때는 아이가 'R' 발음을 하지 못한다는 사실을 참고하세요. 로만(Roman)이라고 발음하지 못하고 요만(Yoman)이라고 합니다.)

　선생님이 피글을 만날 거라는 사실이 우리에게 큰 안도

··

32 '양가성 이전 단계의 주관적 엄마에 대한 언급'(위니코트 메모).

33 'babacar'에서 'babacandle'로 연상이 흐른 것으로 보인다(옮긴이).

감을 줍니다. 함께 이 문제를 고민하고 계신다는 사실이 우리의 행동을 좀 더 자연스럽게 합니다.[34] 아이를 부자연스러울 정도로 관대하게 대했던 것이 줄었는데, 이것은 좋은 일인 것 같아요.

아이는 선생님에게 가서 바바카에 대해 이야기할 것이라고 말하곤 합니다. 바바카는 이제 한 사람으로부터 다른 사람에게 '검음(blackness)'을 옮기는 듯합니다.

아빠에게서 온 편지의 일부

제 친구 중 아빠 같은 느낌을 많이 풍기는 성직자가 있는데, 그가 몇 주 전에 차를 마시러 왔습니다. 피글은 매우 수줍어하더군요. 어제 그 친구에 대해 이야기하면서 아이가 말했습니다.

"나 엄청 부끄러웠어."

저는 그 아저씨는 엄청 '아빠 같은 사람'(아이가 이전에 그 친구를 묘사할 때 사용한 단어입니다)이라서 사람들은 부끄러울 수 있다고 말해주었습니다. 아이는 입을 다물었고 한참 후에 "위니코트"라고 말했습니다. 그리고 다시 침묵이 이어졌습니다. 이것이 전부입니다.[35]

••
34 '부모의 불안이 줄어듦'(위니코트 메모).
35 첫 회기의 열쇠가 "나 부끄러워"라는 언급이라는 또 하나의 증거.

두 번째 회기

(1964년 3월 11일)

피글(2세 5개월)은 아빠(엄마는 수잔과 집에 있었다)와 함께 도착했고, 오자마자 바로 상담실로 들어가려 했다. 하지만 기다려야 했기에 아빠와 함께 대기실로 갔다. 피글은 아빠와 대화에 열중하고 있었는데, 아마도 아빠가 책을 읽어 주는 것 같았다. 내가 준비가 되자, 아이는 별 거부감 없이 나를 따라 상담실로 들어왔다. 그리고 바로 문 뒤편, 방 뒤쪽에 있는 장난감을 향해 갔다. 피글은 작은 기차를 들어 이름을 붙여 주었다. 그리고 나서 새로운 것을 집어 들었는데, 옵트렉스라는 상표가 붙은 파란색 안구세척제 컵[1]이었다.

"이게 뭐지?"

피글은 이제 기차에 관심을 돌렸다. "나 기차로 왔어요. 이게 뭐예요?" 피글이 다시 말했다. "기차로 왔다구요." 피글의 어투는 아이의 말을 이해하는 부모에게는 아주 익숙했지만, 내게는 좀 낯설었다. 그런 다음 피글은 지난 회기에 가지고 놀았던, 얼굴이 그려진 작고 노란 백열전구를 가져왔다. 아이는 "토하게 해봐요"라고 말했고, 나는 전구의 윗부분에 입을 그려 넣어야 했다.[2] 아이는 장난감 바구니를 가져와서 그 안에 있던 장난감을 바닥에 쏟아냈다. 그 후 도대체 어디서 난 것인지 도저히 알 수 없는, 가운데 구멍이 있는 동그란 모양의 장난감을 집어 들었다.

"이게 뭐예요? 나 이런 거 없는데."

아이는 이제 작은 화물차를 들고 말했다.

"이건 뭐지? 선생님, 바바카 알아요?"

내가 두 번씩이나 그게 무엇인지 물었지만 아이는 대답

..

1 브렛 카에 따르면 위니코트는 1963년경 자폐 여자아이에게 스퀴글 그림을 그리던 펜으로 눈을 찔린 적이 있고, 같은 해 분석 중에 성인 여성에게 포크로 눈을 다시 찔렸다. 안구세척제 컵이 있는 것은 이 때문이다. 이 컵은 앞으로 치료에서 반복적으로 사용되면서 중요한 대상이 되는데, 피글도 이 대상이 위니코트에게 중요한 의미가 있다는 것을 감지했던 것 같다(옮긴이).

2 '회기의 단서'(위니코트 메모).

하지 못했다.

"바바카가 피글 거야? 아니면 아기 거야?"

이때 나는 해석을 했다. 모험을 한 것이다.

"바바카는 아기가 태어난 엄마의 몸속이니?"

아이는 안도한 듯이 말했다.

"네. 검은 속이요(black inside)."[3]

자기가 말한 것 때문인지, 피글은 바구니를 가져와서 천천히 장난감을 넘칠 정도로 채웠다.[4] 나는 다른 방식의 해석을 통해 지금 일어나는 일을 이해해보려고 노력했다. (피글은 내 말이 적절한지 항상 반응을 보여주었다.) 아마도 이 상황에서 가장 일반적으로 할 수 있는 해석은 '이것은 검은 속이 아니라 위니코트의 뱃속이구나' 정도가 될 것이다. 나는 그 안에 무엇이 들어갔는지 볼 수 있다는 식으로 말했다. 그러면서 지난 회기 때, 게걸스럽게 먹는 것처럼 바구니를 가득 채우는 행동을 보고 아이를 만드는 것에 대해 말한 적이 있다는 사실을 기억했다. 왜냐하면 바구니가 너무 꽉 차 있어서 항상 뭐가 밖으로 떨어졌기 때문이다. 이는 신중하게 계획한 결과였다. 피글이 이전에 내게 백열전구에 커다란 입을 그리게 했던 것에서 볼 수 있듯, 이 같은 행동은 토하는 것을 의미한다고 해석했다. 나는 이

••

3 첫 회기와 달리 이제 위니코트는 장소의 개념으로 이해하고 피글은 안도한다(옮긴이).

4 '구두 수태(oral impregnation)'(위니코트 메모).

제야 무슨 일이 일어나고 있는지 이해하기 시작했다.

> **나** 위니코트는 피글의 아기야. 걔는 엄마인 피글을 엄청 사랑해서 욕심이 아주 많아. 그래서 엄청 많이 먹어. 그래서 토했어.
>
> **피글** 피글의 아기는 너무 많이 먹었어요. (그런 다음 피글은 새 기차를 타고 런던으로 오는 일에 대해 말했다.)
>
> **나** 네가 원하는 새로운 것은 위니코트 아기와 피글 엄마에 대한 거구나. 위니코트가 엄마인 피글을 사랑하고, 피글을 먹고, 그리고 토하는구나.[5]
>
> **피글** 응, 맞아요.

이번 회기 작업이 어느 정도 끝난 것 같았다.

이제는 얼굴로 여러 가지 놀이를 했다. 피글은 혀를 이리저리로 움직였다. 나는 그것을 따라했고 우리는 배고픔과 맛보는 것, 입으로 내는 소리들, 입으로 느끼는 여러 쾌감들에 대해 이야기 나눴다.[6] 이 작업은 만족스러웠다.

나는 속이 어두울 수 있다고 말했다. 네 뱃속은 깜깜할까?

> **나** 어둠이 무섭니?

··
5 위니코트는 클라인 식의 구강기적 사랑과 출산에 대한 해석을 시도한다(옮긴이).
6 '비언어적 의사소통과 해석'(위니코트 메모).

피글 네

나 너는 뱃속이 까매지는 꿈을 꾸니?

피글 피글 무서워요.

　잠시 동안 피글은 바닥에 앉아 심각해졌다. 마침내 나는 "위니코트를 보고 싶은 거로구나?"라고 말했고 아이는 "네"라고 대답했다.[7]

　우리는 오랫동안 서로 바라보았다. 그러고 나서 피글은 토하는 놀이를 다시 하기 위해 작은 바구니에 장난감을 더 넣으러 갔다. 그리고 나에게 백열전구를 주었다.

피글 눈이랑 눈썹을 더 그려줘요.

　이미 매우 선명하게 그려져 있었지만, 나는 더 명확하게 그려 넣었다. 이후 아이는 다른 상자를 가져와서 열었고, 그 안에서 동물들을 찾아냈다. 빠르게 훑어본 후, 부드럽고 커다란 동물 두 마리—털북숭이 양과 털북숭이 파우누스[8]—를 집어들었다. 아이는 이 두 마리가 상자에서 먹이를 먹게 내려놓았고, 그 안에 있는 작은 동물들 옆에 다른 장

---

7 '전이를 강화시킴'(위니코트 메모).

8 남자의 얼굴과 몸에 염소 다리와 뿔이 있는 고대 로마 신화의 숲의 신으로, 인간의 상체와 염소의 하체를 가진 인형을 의미하는 것으로 보인다(옮긴이).

난감들을 더 놓아주었다.

"얘들은 뭘 먹고 있어요."

아이는 상자 뚜껑으로 먹이 상자를 반쯤 덮었다. 이제 여기에 일종의 과도적(transitional) 현상[9]이 존재했는데, 아이와 나 사이에 음식을 먹고 있는 큰 털북숭이 동물들이 있고, 그 음식은 대부분 동물들이었다. 피글이 이것을 마치 꿈인 것처럼 이야기해서, 나는 다음과 같은 해석을 했다.

"나는 피글의 몸 안에서 밖으로 나온 아기 위니코트야. 아주 욕심이 많고, 아주 배고프고, 피글을 아주 좋아해. 피글의 발과 손을 먹어."[10]

나는 여러 가지 부분 대상들 중에서 '젖가슴(breast)'이라는 단어를 말해보았다('찌찌'라고 말하는 편이 더 나았을 것이다). 피글은 한 손을 주머니에 넣고 심각하게 서 있었다. 그런 다음 방의 다른 쪽으로 휙 갔는데, 이 장소는 피글에게 어른들과 연관되어 있었다. 아이는 오랜 시간 창턱에 놓인 크로커스 꽃을 쳐다보았다. 그러고 나서 엄마를 연상시키는 의자 근처로 갔다가, 이제 아빠를 연상시키는 파란 의자로 갔다. 피글은 이 의자에 앉아서 마치 아빠가 된 것처럼 말했다. 나는 다시 피글의 아기인 위니코트에 대해

••

9 위니코트의 핵심 개념으로 환상과 현실의 중간 단계에 속한다. '중간 현상'이라고도 번역한다. 『과도 대상과 과도 현상』(1951) 참조(옮긴이).

10 '전이 안에서 위니코트는 사람을 먹는 매우 탐욕스러운 아기이다'(위니코트 메모).

말했다.

나   너는 엄마야 아빠야?
피글 나는 아빠이고 엄마이기도 해.

우리는 음식을 먹는 동물들을 보고 있었고, 이제 피글이 문을 가지고 놀기 시작했다. 문을 닫으려고 했지만 쉽게 닫히질 않았다(문고리가 고장 나 있었다). 피글은 이제 문을 열고 대기실에 있는 아빠에게로 갔다.[11] 나는 피글이 "내가 엄마야"라고 말하는 것을 들은 것 같다. 피글이 아빠와 많은 이야기를 나누는 동안, 나는 아무것도 하지 않은 채로 기다렸다.[12] 그러다가 아빠와 같이 들어와서 니트 모자를 집어들었고, 또 다른 어떤 행동을 했는데 그것은 '이제 갈 시간이 되었다'는 것을 의미하는 듯했다. 피글은 분명 불안해하고 있었다. 아이는 다시 아빠와 함께 대기실로 돌아갔다. 그러고는 코트를 입고 들어와서 말했다.
"이제 곧 갈 거예요."[13]
피글은 다시 대기실로 갔다. 나는 메모해 둔 것을 다시 읽어 보았다. 5분쯤 후 피글은 과감하게 방으로 들어왔고

..
11 앞선 회기처럼 불안할 때 보이는 피글의 전형적 행동이다(옮긴이).
12 '나와 의사소통을 하기 위해서 아빠를 필요로 함'(위니코트 메모).
13 '아빠가 피글의 생각을 감당할 능력이 있는가 하는 의심'(위니코트 메모).

내가 여전히 장난감이 넘쳐서 "항상 바닥에 토하는" 바구니 옆, 장난감들 속에 앉아있는 것을 보았다. 피글은 아주 심각했고, 이렇게 말했다. "장난감 하나 가져가도 돼요?" 어떤 태도를 취해야 할지 나는 분명하게 알 것 같았다.[14]

> 나   위니코트는 욕심이 아주 많아. 장난감을 전부 갖고 싶어 해.

아이는 하나만 달라고 졸랐으나, 나는 이 놀이에서 해야 하는 말을 반복했다. 결국 피글은 장난감 하나를 들고 대기실에 있는 아빠에게 갔다. 피글은 "아기가 장난감을 다 갖고 싶어해요"라고 말한 것 같다. 잠시 후 그 장난감을 다시 가져왔는데, 내가 탐욕스러운 사람이라서 매우 기쁜 것 같았다.[15]

> 피글 이제 아기 위니코트가 장난감을 다 가졌어. 나 아빠한테 갈 거야.
>
> 나   너는 욕심 많은 아기 위니코트를 무서워하는구나. 피글에게서 태어난 그 아기는 피글을 사랑하고, 또한 피글을

..

14 '탐욕스럽지 않은 피글, 반면 너무도 탐욕스러운 위니코트'(위니코트 메모).

15 위니코트는 피글의 불안의 원인 중 하나가 엄마를 독점하고 싶다는 탐욕에 대한 죄책감이라고 본다. 따라서 스스로 욕심 많은 역할을 수행하면서, '나만 탐욕스러운 나쁜 사람이면 어떡하지' 하는 피글의 불안을 완화시키고 있다(옮긴이).

먹고 싶어하지.[16]

아이는 아빠에게 가려고 나가면서 문을 닫으려 했다. 아빠는 대기실에서 피글을 재미있게 해주려고 애쓰는 것 같았는데, (물론) 아빠가 이 놀이에서 어떤 역할을 해야 하는지 몰랐기 때문이다.

아빠에게 방으로 들어오라고 했고, 피글도 아빠와 함께 들어왔다. 아빠는 파란 의자에 앉았다. 피글은 무엇을 해야 하는지 알고 있었다. 아빠 무릎에 앉았고, "나 부끄러워요"라고 말했다.

잠시 후, 피글은 아빠에게 아기 위니코트를 보여주었는데, 이 괴물은 피글이 낳았고, 피글이 부끄러운 것은 이 때문이었다. "그리고 저건 동물들이 먹는 먹이예요." 아빠 무릎 위에서 묘기를 부리면서 피글은 아빠에게 자세히 설명했다. 그런 다음 아이는 이 놀이에서 새롭고도 의도가 가득 담긴 장면 하나를 연출하기 시작했다. "나도 아기예요"라고 선언하면서 피글은 아빠 다리 사이에서 바닥으로 머리부터 내려왔다.[17]

나　　나 혼자 아기이고 싶어. 장난감을 다 갖고 싶다구.

..
16　'엄마 역할을 하는 피글'(위니코트 메모).
17　'마치 엄마 몸인 듯, 아빠의 몸에서 태어남'(위니코트 메모).

피글 네가 다 가졌잖아.

나 맞아. 그렇지만 나만 아기이고 싶단 말이야. 다른 아기가 있는 거 싫어. (피글은 아빠 무릎 위로 다시 올라갔다가 태어나는 것을 반복했다.)

피글 나도 아기야.

나 나만 아기이고 싶단 말이야. (그리고, 다른 목소리로) 땡깡 좀 부려볼까?

피글 그래.

나는 큰 소리를 내며 장난감을 쳐서 넘어뜨렸고 무릎을 치면서 말했다. "나만 아기이고 싶다고!" 피글은 다소 놀란 듯했지만 매우 기뻐했고, 여물통에서 음식을 먹고 있는 것은 엄마양과 아빠양이라고 아빠에게 말했다. 피글은 놀이를 계속하면서 이야기했다.

"나도 아기가 되고 싶어."[18]

그러는 동안 피글은 계속 엄지손가락을 빨았다. 피글은 아기가 될 때마다 아빠 다리 사이에서 바닥으로 태어났다. 피글은 이 행동을 "태어나는 것(being born)"이라고 불렀다. 마침내 피글은 "아기를 쓰레기통에 넣어요"[19]라고 말했

..

18 억압해왔던 욕망을 비로소 안전하게 표현하는 순간(옮긴이).

19 스스로 두려워했던 공격적 환상을 언어화할 수 있을 만큼 피글은 안전하게 느낀다 (옮긴이).

다. 나는 "쓰레기통 안은 깜깜해"라고 대답했다. 나는 누가 누구인지 헷갈려서 이를 알아내려고 노력했고, 내가 가브리엘(피글)이고, 피글은 하나씩 태어나는 새 아기들이라는 것을 알아챘다.[20] 어느 순간 피글이 말했다. "나는 갈리갈리갈리(피글 이름이 가브리엘임을 참고)라는 아기가 있어요."(실제 피글에게는 이 이름을 붙인 인형이 있었다.) 아이는 계속해서 아빠의 무릎에서 바닥으로 태어나기를 반복했다. 피글은 이렇게 새 아기가 되었고, 나는 속에서 나왔고 피글로부터 태어난 아기 위니코트가 되어 짜증을 내야 했다. 그리고 나만 혼자 아기가 되고 싶다고 하면서 심하게 짜증을 냈다.

"너는 유일한 아기가 될 수 없어."[21] 피글이 말했다. 그리고 아기가 태어나고 또 태어났다. 이제 피글은 "나는 사자야"[22]라고 말하면서 사자 소리를 냈다. 사자에게 잡아먹힐 수도 있기 때문에 나는 무서워해야 했다. 그 사자는 나의 탐욕의 귀환일 터였다. 위니코트 아기가 모든 것을 갖기를 원하고 유일한 아기가 되고 싶어했기 때문이었다.

가브리엘은 나의 말이 맞는지 틀린지에 따라 긍정 혹은

..

20 '아기 역할과 가브리엘 역할의 상호 변환'(위니코트 메모).

21 욕망을 표현하고 나자 현실을 받아들일 수 있다(옮긴이).

22 이제 피글은 구강적 탐욕과 공격성을 상징하는 동물과도 동일시할 수 있다. 이전까지는 죄책감과 불안 때문에 도달할 수 없던 자리이다(옮긴이).

부정으로 대답하였다. 예를 들면 "네, 맞아요"라는 식이였다. 이제 아기 사자가 등장했다.

피글 (사자 소리를 크게 내며) 그래 맞아.

"나는 방금 태어났어. 그리고 그 속은 깜깜하지 않았어."[23] 나는 지난 회기에 검은 속이 엄마 배 안에 있는 새로운 아기에 대한 증오와 연관되어 있다고 해석했는데, 이 순간에 그 해석에 대한 보상을 받은 듯한 느낌이 들었다. 피글은 이제 내가 피글 자신을 표상하는 것을 허락하면서 자신은 아기가 되는 기술을 발전시켰다.[24]

상황이 새롭게 변했다. 아이는 이제 아빠의 머리 꼭대기에서 태어나는 새로운 방법을 터득했다.[25] 아이는 재미있어했다. 나는 아빠가 안돼 보여서 견딜 만한지 물었다. 그러자 아빠는 "네. 그런데 코트를 좀 벗고 싶군요"라고 대답했다. 매우 더웠던 것이다. 하지만, 우리는 이 시점에서 회기를 끝낼 수 있었다. 피글이 여기에 온 목적을 이루었기 때문이다.

..
23 '검은색 공포증으로부터 처음으로 벗어남'(위니코트 메모).

24 피글의 엄마는 이렇게 말했다. "참여와 해석의 아슬아슬한 경계에서 전이가 이렇게 사용되는 게 참 놀랍네요."

25 잉태하기, 마치 마음 안에서 원했던 생각이 태어나는 것처럼(도널드 위니코트).

피글은 "옷이 어디 있지?"라고 물은 후 모자를 쓰고 코트를 입고 만족스러운 상태로 순순히 집으로 돌아갔다.

논의

이번 회기에서는 다음 주제들이 나타났다.

1. 아이를 갖는 것이 토하는 식으로 표현됨.
2. 구강적 탐욕과 강박적 먹기의 결과로서의 임신. 분열 기능(split off function).
3. 검은 속, 속과 그 내용물에 대한 증오.
4. 위니코트가 상실되었던 가브리엘이 됨으로써 전이 속에서 해소가 일어남. 그래서 피글이 새로운 아기, 복제된 아기가 될 수 있었음.
5. 부모 모두와 일시적 동일시.
6. '위니코트=가브리엘=탐욕=아기'의 과정을 통해 자신의 권리를 가지게 됨.
7. 속이 어둡지 않게 됨.
8. 잉태됨, 즉 마음 안에서처럼. 마음이 마치 뇌처럼 머리 안에 자리를 잡음.[26]

..
26 아빠와의 놀이 후반부에 아빠 머리에서 태어나는 장면에 대한 언급으로 보인다(옮긴이)

엄마에게서 온 편지

피글이 런던에서 돌아왔을 때 선생님과의 만남에 대해서는 전혀 언급하지 않았습니다만, 그날 내내 매우 열정적으로 놀았습니다.[27] 이후로 아이가 전반적으로 훨씬 자유로워진 것 같은 느낌이 듭니다. 다시 때때로 혼자 놀곤 하며, 아이 자신의 것이라 여겨지는 목소리로 이야기합니다.

선생님을 방문했던 날, 잠자리에 들면서 아이는 이렇게 말했습니다. "위니코트 아기는 매우 짜증이 났어. 위니코트 아기는 발로 찼어. 나는 그 아기를 씨… (아이는 단어를 수정했습니다) … 쓰레기통으로 던져버리지 않았어. 뚜껑도 닫지 않았어."

그날 한밤중에 피글이 울었습니다. '쉬(Wee)'[28]가 아팠던 것이지요. 아이는 의사에게 가야 한다고 말했어요. 나는 그 부분이 좀 빨간데 기저귀 때문일 수도 있고 자꾸 문질러서 그렇게 된 것일 수도 있다고 말해주었습니다. 피글은 자신이 그곳을 문질렀고, 그게 기차처럼 '드드드(ddd)'하고 움직였다고 했어요.[29] 그것이 한밤중에 아이를 놀라게 만든 것이지요. 이것이 아이를 검게 만듭니다. 그런 다음, 피글은 검은 엄마에 대해 말했어요. 어떻게 이야기가 시작되

••

27 '놀이가 되살아나고 자신의 정체성을 재발견함'(위니코트 메모).

28 여성 성기의 유아어(옮긴이).

29 '성적 흥분 및 기저의 오이디푸스 환상들'(위니코트 메모).

었는지는 생각나지 않지만 검은 엄마에 대한 이야기가 계속되었습니다.

"내 찌찌가 어디 있지? … 찌찌는 화장실에 있어. 물을 내려버렸어. … 검은 엄마가 장난감을 주면서 놀게 해줬어. 또 건포도가 들어간 과자를 만들어줬어."(저는 실제로 건포도를 넣은 과자를 만들어주곤 하는데 피글은 이것을 매우 좋아합니다.) 아이는 아주 혼란스러워 보였고, 이렇게 말했습니다.

"나 아빠한테 화났어."

"왜?"

"왜냐면 내가 아빠를 너무 사랑하니까."

(저는 '검은 엄마'의 '좋음'이 반복되어 나타나는 것이 혼란스럽습니다. 좋은 엄마와 나쁜 엄마가 같은 사람이라는 것을 아는 것과 연관되어 있는 것 같지는 않습니다. 자신의 좋은 부분과 나쁜 부분을 혼동하는 것일까요?[30] 나쁜 엄마를 달래는 것과 관련된 주제가 반복되고 있습니다.)

다음 날 저녁, 아이는 침대에서 흥분해서 꽤 오랜 시간

••

30 정신분석가인 피글의 엄마는 클라인적 관점에서 피글을 이해하려 노력하고 있다. 아직 좋은 대상과 나쁜 대상을 통합하는 우울 자리에 도달했다고 볼 수 없기에, 피글이 내적인 좋은 대상을 엄마에게 투사하고 있는 것은 아닌지 묻고 있는 것이다. 현대적 입장에서 이는 다소 경직되고 관념적인 접근이다. 이 책 전체에서 끊임없이 드러나듯 피글은 우울 자리와 편집분열 자리를, 오이디푸스적 불안과 구강기나 항문기적 불안을, 가족 관계와 위니코트와 관계를 끊임없이 미묘하게 뒤섞으며 오가고 있다. 성장은 그 소용돌이 속에서 천천히 일어난다(옮긴이).

말을 했는데, 저는 무슨 말을 하는지 듣지는 않았습니다.

이튿날 아침에 아이가 말했어요

"나 위니코트 선생님 보러 런던에 갔어. 거기는 엄청 시끄러웠고, 선생님은 되게 바빴어. 선생님도 애기였고 나도 애기였어. 검은 엄마 얘기는 하지 않았어. 선생님은 땡깡쟁이 애기야. 위니코트 선생님한테는 검은 엄마가 엄청 중요해."

그런 다음 아이는 안전핀[31]을 기저귀에 채웠습니다. "이거 끼우니까 훨씬 낫지." 물이 다시 흘러나올 수 있다는 것에 대한 이야기인 것 같았습니다.[32] 그리고 제게 이렇게 말했습니다.

"엄마가 방에 들어와서 '그건 별로'라고 말했지?" 저는 "꿈속에서 그런 것 아닐까?"라고 했습니다. "아니야. 엄마가 와서 별로라고 했어. 그 안은 지저분했어."[33] 그리고 검은 엄마에 대해 뭔가를 말했지만 저는 제대로 듣지 못했습니다.

최근에 피글은 검은 엄마가 와서 저(엄마)를 검게 만들었다는 이야기를 자주 했습니다. 잠잘 시간이 되면, 저는

..

31 천기저귀를 채우는 핀을 이야기하는 것으로 보인다. 다음 회기에 나오듯 피글은 인형에 기저귀를 채워놓았다(옮긴이).

32 '클리토리스 자위에 대한 언급'(위니코트 메모).

33 '아마도 정신 기능에 대한 언급'(위니코트 메모).

검은 엄마와 검은 수쉬 아기에게 전화를 해야 합니다. 대화는 "여보세요"가 전부지만요.

이러한 일들은 과거를 떠오르게 하네요. 피글이 선생님께 가기 하루이틀 전에(아이가 검은 엄마와 관련된 악몽에 대해 호소했던 때 말입니다) 제가 아이에게 물었습니다.

"잘 잤어? 검은 엄마가 왔니?"

아이는 대답했습니다.

"검은 엄마는 오지 않아. 검은 엄마는 내 안에 있어."

엄마에게서 온 다른 편지

우리는 4월 중순경, 3주간 여행을 갈 계획입니다.

피글은 아직까지도 검은 엄마 때문에 많이 힘들어합니다. 아이는 악몽을 꾸기도 하고 밤늦게까지 잠들지 못합니다.

"나 검은 엄마에 대해서 위니코트 선생님한테 말하지 않았어, 선생님이 너무 바빠서. 위니코트 선생님은 너무 바빠. 선생님은 아기였어. 선생님한테 검은 엄마 이야기하는 거 무서울 것 같아. 선생님은 떼쟁이 아기였어. 나도 아기였어. 선생님한테 검은 엄마 얘기하면 부끄러울 거야."

피글은 검은 엄마가 피글을 검게 만들고, 그러면 피글이 모든 사람, 심지어 아빠마저도 검게 만들 수 있다는 것 때문에 가장 힘들어합니다.

지난 밤 피글은 '검은 엄마 때문에 놀라서' 잠에서 깨어났습니다. 그리고 아빠한테 "검은 엄마한테 건포도 좀 주세요"(피글은 건포도를 특히 좋아합니다)라고 말했습니다.

　　피글은 자신을 검게 만드는 검은 수쉬 아기 때문에도 놀라서 깨어났습니다. (전날, 피글이 수잔을 밀어 넘어뜨렸는데, 이로 인해 주변 사람들로부터 눈총을 받은 일이 있습니다.) 검은 수쉬 바바는 상당히 자주 나타났고, 저는 피글이 잠들기 전에 수쉬 바바에게 전화를 해야 했습니다. (수쉬 바바는 수잔을 가리킵니다.)

　　이제는 피글이 엄마나 아기가 되는 빈도가 줄었습니다.[34] 그러나 자러 가자고 하면 거부하면서 말을 더 안 듣습니다. 그런데 대개는 슬퍼하면서 잠자리에 듭니다. 그리고 한 가지 더 있습니다. '아기 바블란(baby bablan)'인데, 이것은 피글이 쓰는 편지나 그림에 반드시 들어가는 자신의 서명입니다. 봉투에도 다 이 사인을 해야 합니다. 저는 이것의 의미를 모르겠습니다. 예전에 선생님께 피글의 아기를 '가비가비(Gaby-Gaby)'라고 부른다고 말한 적이 있습니다. 제가 생각하기에는 피글이 '가브리엘'을 발음하지 못해서 그렇게 표현한 것 같습니다. (바블란이 아니고 아기 고블라(baby Gobla)도 있는데 저는 이것이 Galy-Galy나 Galli-Galli와 같이 가브리엘의 또 다른 판본이라고 생각합

----

34 '자신이 되는 경향이 늘어남'(위니코트 메모).

니다. 이 둘이 어떻게 다른지는 잘 모르겠네요.)

엄마에게서 온 추가 편지

피글이 조금 다급하게 선생님을 만나고 싶어했습니다. 제가 프랑스 여행을 가기 전까지는 시간이 없을 것 같다고 하자 피글은 시간이 있다며 격렬하게 화를 냈어요.

　오늘 아침에 피글은 일어나자마자 주변을 부숴버릴 듯 분노하면서, 눈에 보이는 것은 무엇이든 갈기갈기 찢었습니다. 그러더니 아기침대 속으로 철수해서 위니코트 선생님이 보고 싶다고 했습니다. 그런 다음 제가 입고 있던 가운 속으로 파고들어 검은 엄마가 자기를 먹었던 꿈에 대해서 이야기했습니다. 그러고는 가운 밖으로 나와서 태어나는 것에 대해 물었지요. 저는 전에 여러 번 그랬듯 피글이 태어나고 속싸개에 싸여서 저에게 건네졌던 과정에 대해 말해주었습니다.

　"그때 엄마가 나를 떨어뜨렸지(dropped)."

　"그런 적 없어."

　"아니, 엄마가 나 떨어뜨렸어.[35] 수건도 더러워졌어."

··

35 동생이 태어난 이후 피글이 겪었던 트라우마에 대한 상징적 표현일 수 있다. 위니코트는 안아주는 환경(holding environment)의 실패를 엄마가 아기를 '떨어뜨리는(drop)' 사건으로 은유적으로 표현한 적이 있는데, 흥미롭게도 피글은 위니코트가 썼던 'drop'이라는 단어를 쓰고 있다(옮긴이).

피글은 요즘 좀 불행해 보입니다. 우리와 너무 많은 시간을 보내는 것이 피글에게는 큰 스트레스인 것 같습니다. 주위에 또래 아이들이 거의 없거든요. 저는 일주일에 하루이틀 정도 오전에만 아이가 갈 수 있는 유치원을 알아보고 있습니다. 대부분은 매일 가는 곳인데, 그건 너무 과한 게 아닌가 싶습니다.

아빠에게서 온 편지

피글에 대해 몇 가지 전해드리고 싶습니다. 피글은 지난 며칠 동안 매우 초조하고 불안해하면서 이런 이야기들을 했습니다. "나 너무 걱정돼. 위니코트 선생님 보고 싶어." 이유를 물으면 항상 '바바카', '검은 엄마', '검은 엄마의 찌찌' 때문이라고 말합니다. 피글은 또한 항상 '검은 수쉬 바바(수잔)'도 무서워합니다. "내가 수쉬 바바를 검게 만들었어." 이건 검은 엄마에 대한 이야기이기도 합니다. 피글은 여전히 잠들기 전에 같은 말을 반복합니다. "검은 엄마가 '내 찌찌 어디 있어?'라고 말해." 이런 일이 있은 다음 날 아침, 한번은 엄마 젖을 먹겠다고 조른 적도 있습니다.

거의 매일 아침, 피글은 엄마 가운 안으로 파고들려고 합니다. 아니면 담요 속에 들어가 돌돌 말아달라고 하기도 합니다. 아이는 소위 '죄의식'이라고 부르는 것을 크게 겪고 있는 것 같습니다.[36] 뭔가를 망치거나 부서뜨리면 많이 걱정합니다. 가끔 혼자 돌아다니면서 "신경쓰지 마, 신경쓰지 마"라고 꾸며낸 목소리로 작게 속삭입니다. 수잔을 발로 찼을 때도 그런 혼잣말을 했습니다. 피글은 수잔에게 평소에는 잘 맞춰주다가 가끔씩 냉랭하게 대하기도 합니다. 옷을 사줬더니 "그건 너무 하얀색이야, 검은색 셔츠를 갖고 싶다고"라고 말하며 거부했습니다. 아이는 자신이 검고 나쁘기 때문에 검은 옷만 입을 수 있다고 말했습니다.[37]

어제의 피글은 평소와 좀 달라 기록을 해두었습니다. 평소보다 안 좋았고 우리와 하루 종일 함께 있었습니다. 보통 우리는 '와티(the Wattie)'라고 부르는 나이 많은 보모와 오전 시간을 함께 보냅니다. 피글은 요즘 '와티'에게서 떨어지지를 않습니다.

그날 아침, 피글은 우리에게 자기가 사랑하는 테디 인형을 주었는데, 그 인형의 다리에 구멍이 나 있었고 안에 있는 솜은 모두 밖으로 나와 있었습니다.[38] 그래서 피글은 매

··

36 '우울적 불안'(위니코트 메모).

37 '검은색이 죄의식과 연결됨'(위니코트 메모). 루프니츠는 성인이 되어 만난 가브리엘이 치료에서 검은색을 나쁜 것과 연결시켰던 것이 인종주의적 편견으로 간주될까봐 걱정되었다고 말한다. 인터뷰에서 가브리엘은 '검은 엄마'에 대해 어릴 때 많이 들었던 모차르트의 오페라 <마술피리>의 밤의 여왕을 연상했다고 한다. 정신분석적으로 보면 '검은' 어둠은 존재를 부재로 바꾸는데, 아이들에게 부재하는 대상은 나쁜 대상이다. 그래서 검다는 것은 정신적 현실에서 부정적 뉘앙스를 띠게 된다(옮긴이).

38 '이 놀이는 이후 회기에서 나타난다'(위니코트 메모).

우 괴로워했어요. 피글은 하루 종일 평소 우리가 쉽게 허락한 것들에 대해서도 마치 그것을 얻기 위해 엄청난 전투를 치러야 하는 것처럼 필사적으로 요구했습니다. 그러고는 엄마에게 결혼하고 싶다고 말했어요. 기다리는 것이 좋을 것 같다고 말하자, 피글은 매우 강하게 말하더군요.

"아니 아니, 나 이제 다 컸어."

그러고는 장난감을 가지고 놀기에는 너무 커버렸다는 식으로 말하더군요.[39]

아이는 잠자리에 들 때 한바탕 소란을 피우곤 합니다. 이런 일들이 요즘 자주 일어납니다. 아이는 검은 엄마가 자기를 따라 와서 무섭다고 말합니다. 열 시가 되면 피글은 바닥에 모든 이부자리를 깔아놓습니다. 그리고 침대 밖으로 나와서 자기 의자를 옆방으로 옮겨야 한다고 우깁니다. 저는 의자는 아이의 것이고, 쿠션만 있으면 된다고 말했습니다.

"검은 쿠션이면 내가 앉을 수 있어."

"네가 검기 때문에?"

"응, 왜냐하면 내가 검은 엄마를 조각조각 부숴버렸거든. 그래서 걱정돼."[40]

"걱정하지 말렴."

··
39 '미성숙함에서 어른이 되었다는 생각으로의 도약'(위니코트 메모).
40 '강박적 파괴와 관련된 죄책감'(위니코트 메모).

"걱정하고 싶은데. 내 아래가 쓰라려요.[41] 하얀색 크림 발라도 되요?"

최근에 등장하기 시작한 기도는 주로 보호해 달라는 요청인데, 이것은 다시 또 다시 반복되어야만 합니다.[42]

추신: "위니코트 선생님의 장난감을 내가 망가뜨릴까 봐 모두 치웠어." 피글이 지난 번 선생님을 만나러 갈 때 택시 안에서 이렇게 말했어요. 그때 이 이야기를 한다는 것을 깜빡했습니다.

‥

41 앞에서도 언급된 자위 행동. 위니코트는 이를 오이디푸스적인 유아성욕의 차원에서 이해했던 것으로 보이나, 코린느 마주어는 아이들이 불안하거나 외로울 때 자위 행동이 일어난다는 측면에서, 동생이 태어나 엄마와 갑작스레 분리되면서 생겨난 불안과 외로움이 자위의 원인이라고 본다(옮긴이).

42 ‘두려운 생각을 막아내기 위해 사용하는 마법’(위니코트 메모).

세 번째 회기

(1964년 4월 10일)

피글(2세 6개월)은 전보다 덜 긴장한 것처럼 보였고, 이 상태가 꾸준하게 유지되었다. 아이는 자신이 말해왔던 실질적 불안에서 한 단계 벗어난 것 같았다. 실제로 나는 피글이 그동안 얼마나 마치 정신증 상태의 아이처럼 갇혀 있었는지 비로소 깨달았다. 나는 대기실로 가서 자신의 '아기'와 함께 있는 피글을 발견했다. 그 아기는 기저귀와 옷핀을 차고 있는 피글의 작은 인형이었다. 피글이 나를 따라 상담실로 가는 것을 부끄러워해서, 우선은 나 혼자 들어왔다. 그러고 나서 아이를 데리러 다시 대기실로 갔는데, 피글은 내게 가방을 보여주었고 그 안에는 아이가 길에서 주워 넣어놓은 모래와 돌이 들어 있었다.[1] 피글이 상담실로 들어오지 않으려 했기 때문에, 나는 "아빠도 올 거야"라고 말했다(피글이 그러기를 원했다). 피글은 아기인형을 남겨두고 모래와 돌이 있는 가방을 가지고 상담실로 들어왔다. 상담실의 반 정도는 어른을 위한 공간인데, 아빠는 거기 있는 의자에 앉았다. 상담 시간이 절반 정도 흐를 때까지 우리와 아빠는 커튼 하나로 분리되어 있었다. 피글은 곧장 장난감을 가지러 갔고 지난번과 정확하게 똑같이 행동했다.

피글 이건 뭐에 쓰는 거예요?
나   저번에 물어봐서 말해줬잖아. '아기는 어디에서 왔을까?'

나는 돌과 모래에 대해 물었다. "그건 어디에서 왔어?"

피글 바다에서요.

피글은 다른 물건들과 양동이를 집어 들었는데, 모든 것을 기억하는 것이 분명했다. 지난 회기의 행동을 아주 정확하게 반복했다.

..

1 '어른처럼 임신하는 것에 대한 절망의 상징'(위니코트 메모).

피글 이게 뭐지? 기차. 기관차. 객차. 화물차들.

피글은 그중 하나를 '작은 사자'라고 불렀다. 그리고 작은 소년 인형을 집어 들었다.

피글 다른 남자애는 없어요?

피글은 작은 남자와 그 부인을 찾아냈다.

피글 나는 이게(아까 그 소년) 좋아.

나는 그 소년이 똑바로 앉도록 도와야 했다. 그리고 또 다른 기관차가 등장했다.

피글 위니코트를 보러 런던에 오는 기차를 탔어요. 알고 싶어요, 검은 엄마와 바바카[2]가 왜….

나 우리가 그것을 알아낼 거야.

이에 대해 더 다루지는 않았다. 곧 이어서 피글은 레드인

··

2 성인이 된 가브리엘은 루프니츠와의 인터뷰에서 '바바카'에 대한 질문을 받고 바바야가(BabaYaga)를 연상했다. 바바야가는 러시아 신화에서 등장하는 인간을 먹는 마녀이다. 한편 엘레프테리아두(Eleftheriadou)는 바바카가 결국은 엄마의 자궁을 상징한다고 해석했다(옮긴이).

디언 객차(파란 플라스틱으로 되어 있었다)를 골랐다.

피글 나 이런 차 없어요.

그리고 장난감을 모두 꺼내서 한 줄로 나란히 늘어놓았다.

피글 이게 뭔지 궁금해요. 혹시 보트도 있어요? 이 사람(소년 인형)이 앉을 만한 곳이 없네. 선생님, 아기가 되지 마요. 그냥 위니코트로 있어요. 그건 정말 무서웠거든요. 다시 는 아기가 되지 마요.

피글은 지난 회기의 놀이를 반복할 생각을 하고 있던 것 이 분명했다.

피글 바구니를 모두 비워버려도 돼요?
나　그럼, 위니코트가 아기였을 때 그 아기가 토했었지.

그러고 나서 피글은 물건을 담는 화물차에 대해 얘기했 다. 그리고 또 다른 기차가 등장했다. 피글은 똑같이 생긴 두 개의 차를 가져다가 비교하더니 그것들을 함께 놓아두 었다.

나　피글과 그 아기는 달라, 왜냐하면 피글이 그 아기보다 더 크거든.

피글은 계속해서 많은 장난감들을 나란히 늘어놓았다.

피글　이게 뭐야? 기관차구나. 나는 택시로 왔는데. 선생님도 택시로 왔어요? 택시가 두 대예요. 위니코트를 보려고. 위니코트랑 작업하려고.[3]

그러고 나서 피글은 첫 회기 때 내게 맡겨 놓았던 풍선을 불어달라고 졸랐다. 그런데 나는 풍선을 잘 불지 못했다. 피글은 손 안에 있는 풍선을 문질렀고, 나에게 자신의 옷 지퍼를 보여주었다. 그리고 "올라갔다 다시 내려와요"라고 말했다. 다시 나에게 풍선을 불어 달라고 졸랐다. 펜이 있다고 말했는데, 아마 내가 연필로 메모를 하고 있는 것에 대한 언급인 것 같았다. 상자 하나에서 작은 동물들을 발견했고, 개를 찾아보려고 손으로 뒤적거렸다. 보이진 않았지만 지난 회기의 크고 부드러운 동물 두 마리를 기억하는 것 같았다. 인형들을 나란히 놓았고 마룻바닥에 넘어뜨렸다. (아이는 둘 다 개라고 불렀지만, 사실 한 마리는 사슴

····

3 '우리가 작업을 하고 있다는 단언. 이 단계에서 놀이는 재미가 아니라 의사소통을 위한 것이다'(위니코트 메모).

이었다.)

피글 개 한 마리가 땡깡을 부려요.

두 마리 모두 기차에 타려고 했는데, 피글은 이 인형들을 바닥에 무자비하게 짓눌렀다.[4]

피글 다른 개 있어요?
나 없어.

아이는 아빠에게 기차 세 대를 보여주러 갔다. 아빠와 대화하면서 온갖 색깔에 대해 이야기하고, 장난감을 떨어트리고는 "기차 떨어진다"라고 말했다. 아이는 일부러 떨어트리고 있다는 것을 보여주었고, 이는 배변을 시사했다. 그러고 나서 아이는 나에게 다시 돌아와서 작은 남자와 여자 인형을 차에 태우려고 했다.

피글 너무 커서 안 들어가요. 언젠가는 작은 남자를 찾아야해요.
나 아빠 대신 남자 아기를?

••
4 '무자비함에 대한 불안 혹은 강박적 행동'(위니코트 메모).

아이는 아빠에게 다가가서 아빠를 이용하기 시작했다. 나는 아빠가 놀이 상황에 좀 더 참여하도록 끌어들이기 위해 그를 가리고 있던 커튼을 열어젖혔다. 아이는 아빠에게 기어 올라갔고, 아빠는(힘든 시간이 되리라는 것을 이미 알고) 코트를 벗었다. 아이는 아빠 머리 위로 올라갔고, 아빠는 아이를 잡았다. (지난번 놀이가 다시 시작되었다.)

피글 나는 아가야. 나는 뿌지직이 되고 싶어.[5]

나는 이것이 똥을 의미한다는 것을 알아차렸다. (아빠가 말하길 집에서 수잔을 머리 위에 들어 올리는 놀이를 했고, 피글이 이에 매우 흥미를 느끼며 종종 수잔을 따라 하는 것을 즐겼다고 했다. 그것은 마치 피글이 이 놀이를 하기에는 사실 너무 무겁다는 것을 부인하는 것 같았다.)

피글 나는 피글이다.[6]

점점 아이는 아빠 다리 사이에서 태어나 바닥으로 내려왔다.

··
5 아이의 환상에서 몸 안에 있는 아기가 밖으로 나오는 방법은 토하는 것과 똥 싸는 것 두 가지이다. 피글은 그 두 가지 환상에 대해서 작업하고 있다(옮긴이).

6 정체성을 찾는 첫 선언. 이는 뒤에서 위니코트가 말하듯 놀이하는 능력의 회복과 연관되어 있을 것이다(옮긴이).

피글 (나에게) 선생님은 아기가 될 수 없어요. 왜냐하면 그러면 내가 너무 무섭거든요.

피글은 상황을 그럭저럭 통제하였고, 상황에 '빠져' 있지 않고 이와 놀이하고 있었다.[7] 지난번에는 상황에 빠져 있었는데 말이다. 마침내 나는 말했다 "내가 땡깡 부리는 피글이 되어볼까?" 피글이 답했다 "어디 해봐!" 그래서 나는 땡깡 부리는 피글이 되었고 장난감을 뒤엎었다. 피글이 와서 그것들을 모두 주웠다.

피글 뭐 때문에 화가 났어?

나 내가 유일한 아기이길 원해서 토했어. 엄마가 뿌지직 아기를 낳았지.

피글 엄마는 뿌지직 안 하고 쉬만 했어

그리고 피글은 자신의 아기에 대해서 말했다. "나는 내 아기를 '가디-가디-가디'라고 불러." (참고: 가브리엘, 아기-아기, 갈리-갈리-갈리.)

아빠는 아마도 이것이 가브리엘과 연관되어 있을 것이라고 말했다. 아이는 대기실에 있는 아기 인형을 언급하고 있었다. 아이는 "걸리-걸리-걸리(Girlie-girlie-girlie)"라며

..

7 '일차 과정에서 이차 과정으로'(위니코트 메모).

그 단어에 추가적인 의미를 부여했고, 이것은 상황을 이해하는 데 도움이 되었다.[8] 그리고 아이는 집으로 가야 한다는 생각을 하기 시작했다(불안).

나　내가 땡깡쟁이 아기가 되어서 네가 무서워진 거구나.

피글　땡깡 더 심하게 부려봐! (나는 그렇게 했다. 나는 뿌지직 아기에 대해 말했다.)

피글　아니야, 수쉬 아기야.

나　나(위니코트=피글=아기)는 아빠가 나한테 아기를 주었으면 좋겠어.

피글　(아빠에게) 위니코트한테 아기 줄 거야?

나는 피글이 화가 나서 검은 엄마를 보지 않으려고 눈을 감았던 것에 대해 이야기했다. 엄마가 검은 건 피글이 엄마에게 화가 났기 때문이었고, 엄마에게 화난 건 아빠가 엄마에게 아기를 주었기 때문이었다.

피글　나 밤에 잘 때 너무 무서워요.

나　꿈 때문에?

피글　네, 꿈. 검은 엄마와 바바카가 날 쫓아와요.

8 '전성기적 임신보다는 성기적 임신 개념을 선호'(위니코트 메모). 자신이 아기가 아니라 소녀(girl)라는 암시. 역시 정체성이 회복되고 있는 것을 보여준다(옮긴이).

이때 피글은 기차에서 떨어진 뾰족한 차축이 달린 바퀴를 집어들서 입에 넣었다.

> **피글** 이게 뭐예요? (피글은 장난감들 중에 유일하게 위험한 것을 집어들었고, 이것을 자신의 입과 연결시켰다고 말할 수 있겠다.)
> **나** 만약 검은 엄마와 바바카에게 붙잡히면 너를 먹어버릴 것 같니?

피글은 내내 정리를 하고 있었고, 한 상자의 뚜껑을 닫지 못해서 짜증을 냈다. 상자 안에는 너무 많은 것들이 들어 있었다.

> **나** 네가 그 꿈을 꿨을 때, 아빠와 엄마는 무엇을 하고 있었니?
> **피글** 엄마 아빠는 레나타랑 아래층에서 브로콜리를 먹고 있었어요. (레나타는 새로운 입주 도우미였다.) 레나타는 브로콜리랑 야식을 좋아해요.

회기 내내 피글은 끊임없이 정리를 했다.[9]

··
9 이 정리하는 행동은 치료 전체에서 반복되는데 위니코트는 이 상징적 행동에 대해서는 해석하지 않는다. 앞 장에서 피글의 엄마가 이야기한 것처럼 불안을 처리하기 위한 강박적 행동이다(옮긴이).

나   우리가 검은 엄마와 바바카에 대해 뭔가 알아낸 거니?

피글 아니요. 내 아기(인형)한테 가고 싶어요. 잠깐 기다릴래요?

피글은 문을 가지고 놀았다.

피글 위니코트가 되어봐요.[10] 아빠가 돌봐줄 거예요. 그렇지
        아빠? 내가 문을 닫으면, 위니코트는 무서워할 거야.

나   검은 엄마와 바바카가 무서울 것 같아.

그러고 나서 피글은 할 수 있는 한 문을 꽉 닫고 아기 인
형을 가지러 갔다. 피글이 돌아왔을 때, 나는 검은 엄마와
바바카가 무서웠지만 아빠가 쭉 나를 돌봐줬다고 말했다.
피글은 돌아와서 이 장난감 아기와 많은 놀이를 했다. 이제
는 '열어', '닫아'라는 말은 인형의 기저귀와 기저귀를 잠
그는 큰 안전핀과 연관되었다. 아빠는 피글이 기저귀 채우는
것을 도와주었다. 기저귀를 채우는 데 오랜 시간이 걸렸다.

피글 아기 위니코트를 원해? 나중에 내 꺼 줄게.

아빠는 계속해서 기저귀 채우는 과정을 알려주면서 도
왔다.

··
10 지난 회기의 아기 위니코트를 의미하는 것으로 보인다(옮긴이).

피글 (핀을) 잠그지 마.

그러고 나서 피글은 아기에게 케이크와 파이를 주는 일에 대한 비밀스러운 대화를 아빠와 나누었다. 피글이 말했다. "이 아기는 엄청난 뿌지직 아기예요."(그 말은 곧 이 아기 인형이 똥을 싸질러서 기저귀를 갈아주고 있다는 것을 의미했다.) 그 후 피글은 나에게 다가와 뭔가를 묻힌 게 분명한 검은 엄지손가락을 보여주었다. 그리고 자신의 주머니에서 장난감 우산 두 개를 꺼내 그중 하나를 내 머리카락 사이에 넣었고, 아기 인형을 집어 들어 다시 우산 두 개를 머리에 꽂았다. 피글은 아기 인형을 작은 의자에 앉히려고 했지만, 질투가 났는지 자기가 거기에 앉아버렸다. 아이는 거울에 자신이 얼마나 우스꽝스럽게 보이는지 아기 인형에게 보여주려고 했다.

나 그 아기는 위니코트야.
피글 아니에요, 가디(Gaddy)-가디-가디예요.

이제 모든 것이 정리되고, 피글은 집에 돌아가고 싶어 했다. 피글은 아빠의 코트를 가져와서 아빠에게 입히고, 가방에 들어있던 모래와 돌을 챙겨 넣었다.

나 좋아, 근데 검은 엄마와 바바카에 대해서는 우리 다 이해했니?

피글은 잘 정리된 장난감들을 바라보면 말했다.
"바바카는 모두 정리가 됐어요."
피글은 바바카가 검은 엄마에게 있는 '뿌지직' 및 '쉬쉬 (wee-wee)'와 관련이 있다고 말하는 것 같았다. 아빠가 엄마에게 아기를 줘서 미움을 받았기 때문에 엄마가 검게 된 것이다.[11] 나는 바닥에 계속 앉아 있었고, 피글은 꽤 행복한 모습으로 아빠와 함께 현관문을 나섰다.

논의
이 회기에서 주목할 부분은 다음과 같다.
1. 다시 직전 회기의 놀이를 선택. 그러나 불안으로 인해 지연되었음.
2. 두려운 환상에 빠져 있기보다 그것과 놀이하는(따라서 대처하는) 새로운 능력이 생겨남. ① 안도감 그리고 범위의 확장. ② 직접 경험의 상실.
3. 뾰족하고 위험한 차축을 입에 댐으로써 불안과 직면함. 이는 아버지의 성기에 대한 엄마의 탐욕적인 구강

••
11 '혼란과 불안에 대해서 방어하면서 일어난 망각'(위니코트 메모).

적 경험에 대한 환상을 암시함.

4. 피글의 아기(인형)는 엄마와 동일시하는 소녀로서의 위치를 제공함=자기.

5. 아빠가 엄마에게 아기를 주었다는 주제를 둘러싼 증오와 연관된 '검은색' 문제가 부분적으로 해소됨, 그러나 어느 정도 인지적인 수준에서만.

6. 검은 것은 싸여서 버려짐. 다시 말해, 망각됨.

7. 피글이 아직 단서를 줄 수 없는 것에 대해서 나도 이해하지 않는 것이 중요했음. 오직 피글만이 답을 알고 있었고 그 두려움의 의미를 감당할 수 있을 때, 피글은 내가 이해할 수 있도록 할 것임.[12]

엄마에게서 온 편지

선생님께 피글에 대해 기록해둔 몇 가지를 알려드리고자 합니다. 일부는 남편이 전화로 말씀드린 것 같지만요.

피글은 회기를 마친 후 기분이 안 좋은 채 돌아왔습니다. 그 후 며칠 동안은 난리가 났는데, 특히 잠자리에 들 때는

••

12 위니코트 특유의 분석에 대한 태도를 보여주는 부분이다. 위니코트는 다른 곳(『박탈과 비행』)에서 이렇게 썼다. "분석가는 처음부터 너무 영리한 척하지 않도록 주의해야 한다. … 만약 분석가가 처음부터 너무 많이 개입을 한다면 환자는 도망거나, 두려움 때문에 아주 멋진 생각을 만들어내고는 마치 최면에 걸린 것처럼 그 생각을 믿어버린다"(옮긴이).

더욱 심했습니다. 이제는 다시 안정을 되찾은 것 같습니다.

며칠 동안 아이는 수잔의 아기가 되고 싶어 했어요. 수잔이 아무런 반응도 하지 않았기 때문에 피글에게는 가장 좌절스러운 상황이었지요. 피글에게 왜 그러냐고 물어보면 "나는 수쉬 바바를 좋아하려고 노력하고 있어"라고 말했어요.

회기 이후 한 이틀 동안, 피글은 다른 아이들에게 매우 공격적이었어요. 아이는 손가락 인형을 가지고 와서 제게 말했습니다. "얘를 부끄럽게 만들어줘, 그러면 얘를 때릴 수 있잖아."

회기가 있던 날 저녁, 피글이 저에게 말했습니다.

"난 검은 엄마가 무서워. 위니코트 선생님한테 또 가야 해. 새로운 위니코트 선생님한테."

피글은 회기를 언급할 때마다 항상 이렇게 격식 있는 호칭을 사용했습니다. 그런데 이번에 선생님을 만나러 가기 전에는 매우 사랑스럽게 "위니코트, 위니코트"라고 말했어요.

피글은 지금까지 여러 번 검은 엄마 때문에 선생님께 가야만 한다고 말했습니다.

"왜 위니코트 선생님께 말 안 했어?"

"말했어. 선생님한테 바바카에 대해 말했는데."

"여기가 아기가 나오는 곳이야? 그 촛불 옆에 있는 바바양초(babacandle) 말이야."[13]

피글은 쉬가 아프다고 호소했어요.

"문지른 거야, 아니면 기저귀 때문이야?"

"문지른 거야. 거기가 까매. 괜찮아지게 하얀색 크림 줘. 그럼 다시 문지를 수 있어."

우리는 함께 산 위로 어둠이 내려오는 것을 봤습니다.

"어두워지면 무서워. 위니코트 선생님은 내가 어둠을 무서워한다는 걸 몰라."

"왜? 말 안 했어?"

"내가 어둠을 꽁꽁 싸서 버렸어."

회기가 끝나고 며칠 동안 저는 정말로 아주 검은 엄마였습니다. 피글은 제 말은 어떤 것도 믿지 않았습니다. 피글은 이것저것을 많이 부쉈고, 각설탕이 들어있던 그릇까지도 깨뜨려버렸습니다. 우리가 먹지 말라고 해도 자기 마음대로 각설탕을 꺼내먹곤 했던 그릇이지요. 피글은 자신이 망가트린 것이 아무리 사소한 것이라도, 그것이 즉각 원래대로 고쳐지지 않으면 매우 두려워하는 것 같습니다.

피글의 외할머니가 우리와 함께 지낸 이후로 검은 엄마가 되는 것은 외할머니입니다. 그러다 보니 피글과 저는 잘 지내고 있습니다. 이제 저는 피글이 되고 피글은 엄마가 됩

••
13 바바카에서 연상이 이어지고 있으며, 길고 뜨겁다는 측면에서 남근을 상징하는 것으로 보인다. 뒤의 '쉬가 아프다'는 호소와 연관해서 생각해 볼 수 있다(옮긴이).

니다. 지금 피글은 걱정이 많지도 않고 지나치게 조심스럽지도 않습니다. 어제는 두 가지 대화를 나누었습니다.

피글	피가, 나를 좋아하니?
나(엄마)	어!
피글	내가 접시를 깨뜨렸을 때 기억나? 그래도 나 좋아해?
나(엄마)	그럼. 그런데 너는?
피글	나는 안 좋아해. 너는 까맣잖아. 그리고 너는 나를 검게 만들 거잖아.

엄마에게서 온 편지

(해외 휴가지에서 쓴 편지)

피글이 매우 걱정이 되어서 이렇게 선생님께 편지를 씁니다. 피글에게 정식분석이 필요한지 선생님께서 고민해주셨으면 좋겠습니다. 물론 필요하다고 해도, 실제로는 할 수 있을지 막막하지만요.

우리를 가장 걱정스럽게 만드는 것은 아이의 경험이 좁아지는 것입니다. 마치 외부 경험에 접근할 수 없는 것처럼 피글은 점점 더 자기 세계에 갇히는 것 같습니다.[14] 피글은 끊임없이 뭔가를 요구하거나 외모에 집착하는 것 외에는

··
14 '병증의 악화. 조직된 방어의 경직성'(위니코트 메모).

단 하나의 생각에만 사로잡혀 있는 것 같습니다. 그것은 피글이 말할 수 있기 이전의 아기였을 때의 기억(대체로 주위들은 가족사 같은 것들 말이지요)입니다.

피글은 점점 더 어색한 작은 목소리로 말하며, 점점 더 꾸민 듯 가짜가 되어갔습니다.[15] 관심을 받기 위해 많은 시도를 하며, 극적인 장면을 연출하기도 했습니다.

피글은 밤에는 여전히 두려움에 떱니다. 지금은 잠자리에 들기 전 무서움에 대해서 덜 말하긴 하지만 그럼에도 밤에 몇 번이나 깨고 가끔 울기도 합니다.[16]

어둠이 자기를 까맣게 만들 것이기 때문에 우는 거라고 말합니다(한번은 제가 까매졌는지 보기 위해 제 방으로 들어오기도 했어요). 밤이 되면 낮에 겪었던 모든 상처들을 기억하는 것 같습니다(요즘 피글은 제 머리에 돌을 던지거나 수잔의 손을 쟁반으로 내리치는 등 갑작스럽게 공격적인 행동을 보이고 있습니다). "수잔 손이 다쳤어?", "엄마머리 깨졌어?", "나 담요 고치게 바늘 좀 줘."[17], "내 머리고쳐주려고?", "나는 엄마를 고칠 수 없어. 엄마는 너무 딱

··
15 '병증이 새롭게 조직되고 있음. 참자기가 숨겨짐'(위니코트 메모).

16 '자신의 악함을 추방하기'(위니코트 메모).

17 메모에서 위니코트가 말하듯, 피글은 자신의 파괴적 공격에 대한 보상(reparation)을 시도하고 있다. 멜라니 클라인은 좋은 대상과 나쁜 대상이 하나라는 것을 깨닫는 우울 자리에 도달해야 이러한 보상 행동이 가능하다고 말했다(옮긴이).

딱하거든."[18]

어느 날 밤에는 "엄마는 의사 선생님이 나를 찔렀을 때 기억나?"라고 말했습니다. "의사 선생님한테 가야 해. 나 아프거든. 여기가 아파." 그러면서 피글은 자신의 쉬를 가리켰습니다.[19]

엄마에게서 온 편지

(휴가지에서 돌아와서 쓴 편지)

피글에 대해 하고 싶은 이야기가 더 있습니다.

단정지을 수는 없지만, 피글은 이전보다 더 나아진 것 같습니다. 지루해하고, 무기력해하면서 툴툴거리던 기간이 있었고, 가끔은 아주 제멋대로고 파괴적이기도 했습니다. 무언가를 갈기갈기 찢어버리거나 깨뜨리고 더럽혔습니다. 피글은 이제 자신의 삶을 살고 있다는 느낌을 주며 이전보다 덜 경직되어 있고 덜 부자연스럽습니다.[20]

저는 피글이 얼마나 자신의 파괴적 행동에 대한 죄책감과 책임감에 짓눌리는지 이전에는 몰랐습니다. 몇 주 전 물

··

18 '우울적 불안'(위니코트 메모).

19 '자위 환상'(위니코트 메모).

20 '가족 환경이 아이가 자신의 병증에 도달할 수 있는 정신병원의 역할을 했다'(위니코트 메모).

건을 깨트린 일에 대해서도 매우 고통스러워하며 이야기 했습니다. 그 당시에 저는 신경도 안 썼는데 말이지요. 피글이 가게에서 제 치마를 자꾸 들어올리려고 할 때도 찰싹 치고는 잊어버렸습니다. 그런데 2주 후에 저에게 이렇게 말했답니다. "엄마, 다시는 엄마 치마를 들추지 않을게."

또 제가 수잔을 안고 가다가 실수로 수잔이 문에 부딪혀서 울었습니다. 그러자 피글은 "이건 엄마 잘못이야"라고 말했고, 저는 "그래, 이건 내 잘못이야"라고 했어요. 피글은 매우 걱정스러워하며 "엄마도 이에 대한 꿈을 꿀 거야?"라고 물었습니다. 피글은 여전히 밤마다 검은 엄마와 바바카가 자신을 검게 만드는 것을 걱정합니다.[21]

최근에는 죽은 것들에 대해 이야기를 많이 합니다. 지난밤, 피글은 매우 다급하게 검은 엄마에 대해 이야기하고 싶어 했어요. 처음에는 평소처럼 노래하는 것 같은 목소리로 시작했는데 "검은 엄마가 말하기를 '내 찌찌는 어디 있지? 내 찌찌는 어디 있지?' 했어"라고 말했습니다. 그리고 나서 "검은 엄마한테는 해변도 있고 그네도 있어"라고 했어요. (피글을 처음으로 해변에 데리고 갔었고, 아이는 거기 있는 그네를 좋아했답니다.) 저는 피글이 검은 엄마가 좋은 걸 갖는 게 싫은 것처럼 보인다고 했습니다. 그러자 피글은

••
21 여전히 편집적 불안이 일어나지만, 아이는 우울 자리로 천천히 옮겨가고 있다(옮긴이).

"맞아. 나는 그것들을 망쳐버리고 싶어. 난 엄마 것을 망쳐놓고 싶어"라고 말했어요. 그러고 나서 아이는 내가 큰 찌찌를 가지고 있고 그것을 원한다고 말했어요. 이후 아이는 뭔가 헷갈려하는 것 같더니 제가 자신의 찌찌를 원한다고 말했습니다.[22] 그리고 더 큰 혼란에 빠진 듯 했습니다. 저는 피글에게는 작은 찌찌가 있고, 자라면 큰 찌찌가 생길 거라고 말했어요. "맞아. 내가 요리를 할 수 있는 나이가 되면!"[23] (제가 방에 들어오면서 아이에게 시간이 별로 없다고 말했습니다. 남편과 저를 위하여 요리를 하고 있었기 때문이죠.) 저는 "너는 이미 요리를 하기 시작했잖아. 커스터드를 만들었지"라고 말했고, 피글은 "응, 나는 죽은 것만 요리할 수 있어"라고 말했습니다. 그리고 피글은 "사는 건 힘든 거야(이건 저의 말을 따라한 것입니다), 그건 나를 아프게 해(피글 스스로 덧붙인 말입니다)"라고 했습니다.

피글은 규칙적으로 선생님을 언급합니다. 갑자기 이렇게 이야기하기도 합니다. "위니코트 선생님께 가서 장난감

··

22 편집분열 자리 특유의 투사가 일어난다. 이 피글 사례의 매력 중 하나는 아이의 마음속에서 편집분열 자리와 우울 자리가 요동치는 것을 생생하게 관찰할 수 있다는 것이다(옮긴이).

23 '멜랑콜리한 우울감(Melancholic depression)'(위니코트 메모). 여기에서 피글은 자신을 배제한 부모의 친밀함에 대해서 시기하면서, 동시에 아빠에게 엄마를 빼앗기는 것에 대해서 슬퍼하고 있다. 시기는 '망쳐놓고 싶다'는 격노로 드러나며, 동시에 엄마와의 동일시를 통해 상실감을 극복하려고 시도한다(옮긴이).

을 가지고 놀면서 검은 엄마나 마을을 만드는 것"[24]에 대해 말하고 싶다고요. 그 마을에는 위니코트 선생님의 집도 있다고 합니다.

엄마에게서 온 편지

피글이 아빠와 함께 선생님을 만나 뵈러 가도 되는지 확인하고자 편지를 드립니다.

이틀 동안 계속 피글은 잠자리에서 제 '찌찌(가슴)'를 빨겠다고 보챘습니다. 너무 강하게 보채서 허락해줬어요.[25] 제가 "왜?"라고 묻자, "난 찌찌를 막대사탕(lollipop)처럼 빨고 싶어"라고 말했습니다. 그러더니 빨고 씹을 수 있고 자기 뱃속으로 들어가는 무언가를 달라고 했어요. 그리고 다시 검은 엄마를 두려워하기 시작했고 선생님을 만나러 가고 싶다고 했습니다. 아이에게 그러기로 한 날을 말해주자, "그리고 그 다음날도, 또 그 다음날도"라고 말했어요. 제가 밖으로 나갔을 때, 피글이 "내 아기 어딨어, 내 아

..

24 경쟁이나 파괴가 아니라 함께 사는 일에 대한 사유가 생겨나고 있다. 이는 치료 후반부에 수영장 꿈으로 다시 한 번 표현된다(옮긴이).

25 피글의 엄마는 되는 일과 안 되는 일의 구조를 깨트리고 있다. 이는 일시적인 만족감을 주지만 곧 피글에게 더 큰 혼란과 불안을 일으킨다. 혹자는 피글의 엄마가 동생과의 사이에서 경험했던 박탈감 때문에, 일시적으로 피글과 동일시하고 있다고 말한다(옮긴이).

기…. 내 갈리갈리 아기 어딨어…"라며 통곡하는 것을 들었습니다.[26] (갈리갈리 아기(Galli-Galli-baby)는 피글의 아기인형 이름인데, 지금은 그렇지는 않지만 한때 이 인형을 가지고 여러 가지 활동을 했었지요. 또한 피글이 자기 이름인 가브리엘을 발음하는 방식이기도 합니다. 아직 제대로 발음하지 못하거든요.)

··
26 피글의 엄마는 이미 젖을 뗀 아기에게 젖을 빨도록 허용했다가 통곡하는 아이를 두고 나와버린다. 피글의 증상에 엄마의 비일관성이 기여하고 있다고 볼 수 있는 부분 (옮긴이).

네 번째 회기

(1964년 5월 26일)

가브리엘(2세 8개월)은 기차를 타고 왔다. 나중에 전화로 알게 된 바에 따르면 기차 안에서 아빠 무릎에 웅크리고 앉아서 아빠의 엄지손가락을 빨고 있었다고 한다.

피글은 상담실에 들어오자마자 곧바로 장난감 더미 쪽으로 향하면서 말했다.

"여긴 따뜻하네. 우린 기차로 왔어요. 혹시 … 봤어요?"

피글은 작은 보트를 집어 들어 카펫 위에 놓았다. 그런 다음 크고 부드러운 개 인형을 향해 손을 뻗었다. 그리고 기관차를 객차와 연결시키면서 뜬금없이 이렇게 말했다.

"나는 바바카 때문에 왔어요."[1]

피글은 기차들을 연결시키려고 했고, 나는 도와주었다. 피글이 장난감을 나름의 방법으로 나열해 놓은 것 같았는데, 그 규칙을 분명하게 이해할 수 없었다. 피글이 말했다.

"(방의) 창문이 열려 있지 않네."

내가 창문을 열자 이렇게 말했다.

"우리가 여기 창문을 열었어요."

우리는 하고 있었던 작업을 계속 이어갔다.

피글 이 차 정말 멋져요! 여기 오는 거 정말 좋아. 나 기차로 왔어요. 아빠가 나 기다리고 있지요? 방이 두 개가 있어요. 하나는 아빠 방이고 다른 건 내 방이에요. 그 기차는 흔들리고 흔들리고 또 흔들렸어요.[2]

피글은 작은 나무 담장을 집어들어 부숴버렸다. 그러고는 그 막대기를 객차의 창문을 통해 안으로 쑤셔 넣었다. 그 행동은 매우 의도적이었다. 나는 (차를 엄마처럼 사용해서) 아기를 만들려고 노력하는 아빠에 대해 언급했다. 피글은 나뭇조각 두 개를 부러뜨렸다.

••

1 '특정 문제에 대한 의식적 도움 요청'(위니코트 메모).

2 아이의 말을 통해 아빠와 아이가 같이 온 기차의 공간이 에로틱하게 묘사되는 뉘앙스를 느낄 수 있다. 곧 이러한 분위기는 막대기를 객실 안에 쑤셔 넣는 행동으로 더욱 분명하게 상징화된다(옮긴이).

피글 방이 너무 따뜻하지 않아요? 휴일에 따뜻했어요. 우리는 갈색이 되었어요. 아기는 갈색이었어요. 내 동생, 수잔 아기가 갈색이었어요.[3] 아기가 정말 계단을 기어 올라갔어요. 아기는 이제 변기에 쉬를 해요.

나 아기가 자라고 있구나, 그렇지?

피글은 '자라는 것'에 대해 언급하면서 차를 만지작거렸다. 그러고는 이렇게 말했다. "아기가 되어줘요. 차는 다 치워버려요." 피글은 차의 색깔을 맞추는 놀이를 하고 있었다.

피글 차가 두 대예요, 위니코트 아저씨.[4] 선생님은 위니코트 아저씨예요!

피글이 없애버리고 싶어 하는 무언가가 있었다.

피글 나이팅게일 소리 들었어요? 선생님이 멀리 이사 가서 아쉬워요.[5] (피글이 우리가 가까이 살지 않는다는 것을 비로소 깨닫기 시작한 것과 연관되어 있다.) … 기억나요?

··

3 '객관성에 기댐'(위니코트 메모).

4 책 전체에 걸쳐 피글은 위니코트를 Dr. Winnicott나 Mr. Winnicott, 혹은 그냥 Winnocott로 부른다. 원칙적으로는 각각 '위니코트 선생님', '위니코트 아저씨', '위니코트'로 맥락에 따라 번역했다(옮긴이).

5 '추파를 던지는 로맨스 행위. 아버지 전이'(위니코트 메모).

나 네가 나를 보고 싶어한 지 시간이 꽤 지났구나.

피글 왜냐면 나는 선생님이 풍선을 불어줬으면 좋겠어요. (피글이 꽤 오랜 시간 두서없이 가지고 놀았던 낡고 찌그러진 풍선이 있었는데, 나는 그 놀이를 도와주곤 했다.) 여기 꼭대기(뾰족탑)가 있는 교회가 있어요.

피글은 교회와 차의 끝을 연결하였다. 그러고는 뭔지 모르는 어떤 사물에 관심을 보이기 시작했다. 그것은 부서진 평평한 원형의 물체였는데, 원래는 허밍팽이(humming top)[6]였다.

피글 이거 어디서 난 거죠? (첫 회기에서도 했던 말이다.)

나 모르겠는데.

피글은 웃고 있었고, 이는 장난감이 줄지어 그려진 흔들침대와 연관되어 있는 것 같았다.

피글 방이 너무 덥지 않아요? 피글은 지퍼가 달린 스웨터를 입고 있어요. (설명하기 위해 피글은 지퍼를 올렸는데 그

··

6 허밍팽이는 뉴질랜드 마오리족이 속이 빈 작은 박과 나무 손잡이, 끈으로 만들기 시작한 의식용이자 장난감 악기이다. 팽이가 회전하면서 발생하는 공기 진동으로 윙윙거리는 소리가 난다. 위니코트는 이후에 이를 'singing top'이라고 부르는데 모두 '팽이'로 번역했다(옮긴이).

러면서 팔꿈치가 문에 부딪쳤다. 살짝 부딪쳤는데, 그게 재미있다고 생각하는 것 같았다.)

피글은 다양한 색깔의 보트들을 꺼내 놓고 하얀 보트가 핑크색이라고 말했다. 보트를 거꾸로 세우려고 했는데(의미를 알 수 없는 놀이) 이는 불가능한 일이었다. 이쯤 내가 물었다.

"왜 나를 좋아하니?"

그러자 피글이 대답했다.

"나한테 바바카에 대해 말해주니까요."

내가 전에 그 단어를 잘못 말한 적이 있었기 때문에 그에 대해 피글과 대화를 나누었다. 내가 적절하게 이해하지 못한 게 분명했다. 내가 명확하게 이해할 수 있도록 도와달라고 했다.

피글 저기 검은 엄마가 있어요.[7]

우리는 검은 엄마가 짜증이 났는지 알아보기 위해 뭔가를 해보기로 했다. 피글은 차를 앞뒤로 움직였다. 여기에서 나는 가브리엘이 새 아기를 가진 엄마에게 화가 났고, 그런

••

7 "There is the black mommy." 피글이 무엇을 보고 말한 것인지 불확실하다(옮긴이).

가브리엘에게 엄마가 화났다는 것과 관련된 이야기를 다시 꺼냈다. 그래서 엄마가 검게 된 것 같았다. 이 모든 것들은 다소 애매했다. 피글은 차들을 내 것 자기 것으로 나누면서 혼자 놀고 있었다.[8]

피글 신발이 너무 작아요. 신발 벗을래요.

나는 아이가 신발을 벗는 것을 살짝 도와주었다. 발이 자라는 것에 대한 무언가가 있었다.

피글 나는 이제 자라서 큰 큰 숙녀가 되었어요. (그리고 이어서 말하길) 피 피 피(pi pi pi). (등등의 혼잣말) 차를 기다리는 예쁜 숙녀가 있어. 아이들을 데리러 온 좋은 사람이야. 검은 엄마는 못됐어.[9]

피글은 기관차를 찾았고 그것을 어떤 것 안에 집어넣었다. 거기에는 큰 것 그리고 바바와 관련된 어떤 생각이 담겨 있었다.

··

8 '나(me)와 나-아닌 것(not-me)이라는 주제가 처음 등장'(위니코트 메모).

9 '아마도 오이디푸스적 두려움으로 인한 불안감이 드러남'(위니코트 메모). 나쁜 대상이 있지만, 피글은 이제 좋은 대상 역시 존재한다는 것, 나쁨이 좋음을 없애지 않는다는 것을 인식하고 있다(옮긴이).

피글 우리 이거 다 싸서 몽땅 치워버릴까요(불안)? 그건 거기 아래로 가야 해요.

피글은 수련 한 송이를 휴지통에 버렸다. (이 수련은 바로 앞 시간에 누군가가 종이로 만든 것이었다.)[10] 그러고는 모든 장난감들을 깔끔하게 정리했다. 여기에 불안의 징후는 없었다. 아이는 신발을 신고 아빠가 있는 대기실로 걸어갔다. 나는 대기실에서 새어 나오는 그들의 대화를 들을 수 있었다.

피글 가고 싶어. 가게 해줘.

나는 상당한 인격의 성숙이 일어나고 있음에 주목했다. 피글은 일관되어 보였고, 최초로 침착하다고 말할 수 있을 것 같았다.[11] 피글은 행복했다고 말할 수 있었다. 아이는 작별인사를 하려고 들어왔다. 아버지는 "아니야, 아직은 못가"라고 말하며 피글이 떠나지 않도록 설득하려 하였다.

피글 난 가고 싶어.

..
10 '내가 다른 아이도 만난다는 증거를 뒤늦게 거부'(위니코트 메모).
11 '아이임에도 침착함을 가지고 있음에 주목함(1964년 1월 4일 아버지의 편지 참조)'(위니코트 메모).

나는 아빠를 방 한쪽에 있는 의자에 앉게 했다. 그리고 피글은 아빠의 무릎에 올라갔다.[12] 아빠 다리 사이에서 태어나는 아기가 되는 놀이가 다시 전개되었다. 놀이는 계속 반복되었다. 아빠는 몸이 매우 힘들었겠지만 내색하지 않고 내가 부탁한 바를 정확하게 수행해주었다. 나는 위니코트와 단 둘이 있는 것이 두렵거나 아니면 위니코트와 이러한 놀이(남자를 아이를 낳는 여자로서 사용하는 놀이)를 하길 원하는 게 두려워질 때, 아빠가 옆에 있어주는 것이 중요한 것 같다고 말했다. 아빠의 신발은 여기에서 상당히 중요했는데, 바로 아빠가 신발을 그대로 신고 있느냐 아니면 벗느냐에 대한 갈등 때문이었다.[13] 곧 그들은 바닥에 앉았으며, 피글이 아빠에게 매달렸다. 나는 "바바카에 대해 모르겠는걸" 하고 말했다.

피글은 아빠에게 매우 친근하게 굴면서 무릎[14]을 꿇고 앉아 아빠의 엄지손가락을 빨았다. (이때는 피글이 이곳으로 오는 기차 안에서 아빠 무릎에 웅크리고 앉아 아빠의 손가락을 빨았다는 사실을 몰랐다.) 나는 피글이 무서웠던 이유가 내가 놀이에서 화난 피글이 되었기 때문이라고 말했다. 이제 아빠는 코트를 벗고 셔츠 바람으로 피글과 놀아주

12 '침범에 대한 반응으로부터 회복(용기를 내는 데 실패)'(위니코트 메모).

13 '가슴의 상징으로서 신발'(위니코트 메모).

14 '전이에서 아빠를 엄마처럼 이용함. 이로써 나는 다른 역할을 함'(위니코트 메모).

려 했다.

> **나** 위니코트는 화가 난 피글이고, 피글은 엄마 대신 아빠를 사용해서 태어나는 아이였어. 피글은 분명히 내가 화났다는 것을 알기 때문에 나를 두려워해. 그리고 새로 태어난 아기는 아빠의 엄지손가락(즉, 엄마의 젖가슴)을 빨고 있어.

피글은 나를 미묘하게 바라보았다. 내가 말했다. "내가 검게 됐니?" 피글은 한참을 생각하더니 "아니요"라고 말하며 고개를 저었다.

> **나** 내가 검은 엄마야.
> **피글** 아니에요(아빠의 넥타이를 가지고 놀며 말함).[15]

피글은 끊임없이 아빠의 엄지손가락을 잡아당기기도 하고 빨기도 하였다. 나는 피글이 아빠를 독차지하고 싶어했기 때문에 엄마를 검게, 즉 화나게 만들었다는 식으로 조금 더 명확히 해석했다. 피글에게 이렇게 말한 것 같다. "검은 엄마는 가브리엘을 쓰레기통에 넣고 싶어해"(위험한 언

---

15 '이 엄마는 사실 남자라는 사실을 스스로 상기하면서 (자신을) 안심시키기'(위니코트 메모).

급). 피글은 이 말을 듣고 기뻐하는 듯 보였으며, 아빠의 넥타이를 꽉 매려 하는 놀이를 다시 반복했다.[16] 피글은 검은 엄마가 없는 척 행동하는 것에 대해 이야기했고, 이것은 어두운 밤과 관련되어 있었다. 피글은 아빠의 다른 쪽 신발의 끈을 풀었다. 가능하다면 아빠의 옷도 벗기려 했을 것이다. 이러한 행동에는 엄마를 검게 만든다는 생각이 있었다. 나는 다시 태어나는 것에 대해, 이번에는 아빠에게서 태어나는 것에 대해 언급했다. 그때쯤 아빠는 신발끈을 묶고 있었고 가브리엘은 아빠의 등에 올라탔다.

피글 나 다시 올라타도 돼?[17]

내가 이어서 말했다.

"엄마를 검게 만드는구나."

그러자 가브리엘은 매우 단호하게 말했다.

"엄마는 아빠의 귀염둥이 딸이 되고 싶어해."[18]

피글은 에너지가 넘쳤고 끝없이 이 놀이를 할 기세였다. 그러나 아빠는 너무 지쳐서 이제 그만하자고 했다. 날씨는

..

16 '이제부터 아빠는 현실의 아빠가 된다'(위니코트 메모).

17 '또 다른 주제가 전개됨. 아빠는 아빠가, 분석가는 질투하는 엄마가 됨'(위니코트 메모).

18 '두 번째 주제가 밝혀짐. 회기의 실마리가 등장함'(위니코트 메모).

매우 더웠다. 또한 회기가 끝날 시간이 다 되어가고 있었다.

> **나**   검은 엄마는 이제 위니코트야. 위니코트는 이제 피글을 멀리 보내려고 해. 위니코트는 피글도 수련처럼 쓰레기통에 넣으려고 해.[19]

이렇게 회기는 끝이 났고 아이는 무척 상냥해졌다. 나는 그 자리에서 계속 가브리엘을 질투하고 아빠의 귀염둥이 딸이 되고 싶어하는 화난 검은 엄마로 머물러 있었다. 그와 동시에 엄마를 독차지하는 새로 태어난 아기를 질투하는 가브리엘이기도 하였다. 피글은 문 쪽으로 달려갔고, 손을 흔들며 아빠와 함께 상담실을 나갔다. 피글이 남긴 마지막 말은 이것이었다.

"엄마는 아빠의 귀염둥이 딸이 되고 싶어해요."

이것이야말로 이 회기의 핵심적 해석이 되었다.

피글이 이곳에 오는 기차 안에서 아빠의 무릎에 웅크리고 앉아 아빠의 엄지손가락을 빨았다는 것을 그날 저녁에 전화로 들었다. 회기 이후에 피글은 좀 더 성숙한 아이로 변화했다. 평온했고 매우 행복했을 뿐 아니라 집으로 가는 중에는 고양이를 비롯한 동물들을 살펴보는 등 모든 것들

---

19 '이 시점에서 아이를 피글이라고 불러야 할지 가브리엘이라고 불러야 할지 망설이기 시작하였음. 앞에서 도입된 나와 나–아닌–것이라는 주제 때문'(위니코트 메모).

을 관찰하기도 했다. 음식도 잘 먹고 그 어떤 문제도 일으키지 않았다. 아빠와의 관계도 두드러지게 돈독해졌고 퇴행 행동이 사라졌다. 그날 저녁 피글은 최근의 모습과는 달리 건강하게 놀았다.[20] 삼촌이 집에 놀러왔는데, 처음에는 부끄러워했지만 곧 삼촌에게 친절하고 상냥하게 대했다. 나중에 잠자리에 들면서 뜬금없이 말했다.

"나는 누가 톰(Tom) 삼촌인지, 누가 아빠인지 잘 모르겠어."[21]

나는 이런 행동은 타인을 통해 '기본적인 엄마–아빠(basic father-mother)'의 모습을 떠올릴 수 있는 능력이 점점 자라나고 있다는 것을 나타낸다고 생각했다. 또한 자기가 원하는 방식에 따라 나와 아빠를 사용하고, 그래서 놀이가 변함에 따라 우리의 역할이 바뀐다는 것을 나타내는 것 같다. 다시 말해, 중요한 것은 의사소통, 즉 이해받는 경험이었다. 그리고 이 모든 것의 배면에 자리 잡고 있는 것은 진짜 아빠와 엄마가 있다는 안전감이다.

이제 교차동일시(cross-identification)[22]를 포함하는 더 넓은 영역의 놀이 경험이 발달하고 있다고 볼 수 있을 것 같

··

20 '회기에서 일어난 작업으로 인하여 안도감을 느낌'(위니코트 메모).

21 피글의 엄마는 동생 톰의 친구와 결혼했다. 루프니츠는 피글의 이 말이 엄마의 무의식을 표현하는 것일 수 있다고 본다(옮긴이).

22 단 한 명(예를 들어 엄마나 아빠)과 동일시하지 않고, 삶 속의 여러 인물을 옮겨다니며 동일시하는 것(옮긴이).

다. 전에는 엄마되기, 아빠되기, 아기되기 등의 놀이가 강박적인 모습으로 나타났기 때문에 즐겁게 논다는 것은 불가능했다. 이제 놀이에서 즐거움이 나타났다. 이렇게 환상이 표출됨으로써 나쁜 생각, 검은 생각, 파괴적인 생각, 그리고 그밖의 생각들이 훨씬 더 자유롭게 소통되고 탐색될 수 있었다.

논의

이 회기의 핵심 주제는 다음과 같다.

1. 기차에서 아빠 무릎에 웅크리고 아빠의 엄지손가락을 빨았음(이 사실을 알지 못했음).
2. 남성적인 가학적 성적 행동이 극화됨.[23]
3. 자연스러운 성장의 개념, 성숙.
4. 회기 간의 시간 간격에서 오는 우리 사이의 거리에 대한 인식(부인(denial)의 종결).
5. '아빠의 작은 소녀'가 된 가브리엘에게 화가 난 엄마라는 개념이 발전되어 감. 아빠에게서 태어난 새로운 아기들에게 가브리엘이 화가 났다고 하는 생각과 중첩됨.
6. 요도 에로티시즘(Urethral erotism), 클리토리스의 흥

---

23 회기 초반에 피글이 막대기를 차에 쑤셔 넣고, 막대기를 부러뜨리는 행동을 가리킨다(옮긴이).

분, 자위 행위는 두 가지 역할을 하는 것이 분명해졌는데, 환상 형성의 기능적 기반이 되고, 정보 탐색[24]의 일부이기도 함.[25]

엄마에게서 온 편지

피글은 몇 번이고 선생님을 만나고 싶다고 졸랐습니다. 그리고 어제는 장난감을 실은 기차를 런던으로 가져가는 놀이도 했고, 런던 근처에 사는 할머니('라라라'라고 부름) 집에서 지내자고 요구하기도 했답니다. 피글은 잠드는 데 세 시간이나 걸렸습니다. 요 며칠 동안은 제가 자기를 검게 만들까 겁이 나 키스를 거부하고 있어요. 그렇지만 저에게 매우 다정한 태도를 보이고 때로는 자발적으로 뽀뽀를 해 주기도 하는데, 전에는 한 번도 없던 일입니다. 이틀 전 밤에는 제게 좋은 엄마라고 하더니 저를 긁기 시작했어요. 아이는 검은 것들을 긁어내고 있는 거라고 말했어요. 그러더니 후 불어서 베개에서 날려보내더라구요.[26]

　매일 밤 위와 같은 일들이 의식처럼 진행된답니다. 바바

••
24　성적 경험에 대한 호기심을 의미하는 것으로 보인다(옮긴이).

25　반면 마주어는 아이들의 자위 행동에 대해서 다시 고찰하면서 피글의 자위는 엄마가 부재한 밤의 불안과 상실을 달래기 위한 수단이었을 것이라고 본다(옮긴이).

26　검은 엄마가 사실은 좋은 엄마이기도 하다는 인식의 발전(옮긴이).

카에 대해서도 말씀드려야겠네요. 검은 엄마가 말합니다.

"내 찌찌(가슴) 어딨어?"

하루는 도저히 참지 못하고 물었어요.

"그래, 도대체 어디 있는데?"

"구멍이 있는 변기에."

아이는 찌찌에 대한 생각에 몰두해 있어요. 어제는 불쑥 이런 이야기를 했습니다. "내 찌찌는 젖도 안 나오고 불쌍해." 제가 밤에 잘 자라고 인사를 할 때 피글은 종종 제 카디건의 단추를 잠가요. 그래야 제 찌찌가 '더럽혀지지 않고 죽지도' 않는다고 합니다. 요즘 피글은 '죽음'에 대한 생각으로 가득 차 있습니다. 한번은 제가 "곧 너의 찌찌도 자랄 거야"라고 말하자 피글은 "그럼 엄마 찌찌는 죽을 거야"라고 말하더군요.

선생님을 만난 후로 피글은 아주 단호하게 자기는 더 이상 런던에 가지 않을 거라고 말했습니다. 왜냐고 묻자 위니코트 선생님은 자기가 아빠에 올라타는 것을 원하지 않는다고 말했습니다. 그런데 사실 피글이 아기였을 때는 집에서 한 번도 아빠한테 올라가지 않았어요. 사실 그것은 여동생, 즉 수쉬 바바가 한 행동이었습니다. 아마도 피글은 그것이 재미있어 보였나 봅니다.

또 한번은 이런 말도 했습니다. "나 아빠한테 올라타려고 몇 번이나 시도했어. 근데 위니코트 선생님이 안 된다고 했어."[27]

피글은 선생님이 바바카에 대해서 알고 있다고 말하더군요.

선생님을 보고 온 날 저녁, 피글은 아빠와 삼촌(세 번밖에 본 적이 없는, 피글이 매우 사랑하는 톰 삼촌입니다)이 뭐가 다른지 모르겠다고 하더군요. 그리고 나중에 이렇게 말했습니다.

"아빠랑 톰 삼촌이랑 위니코트 선생님은 다 아빠사람(daddy-man)이야. 정말 웃기지 않아?"

난데없이 아빠에게 이런 말을 하기도 했어요.

"위니코트 선생님은 재밌는 장난감들을 갖고 있어." 그러곤 또 "내 장난감과 수쉬 바바의 장난감이 뭐가 다른지 모르겠어. 진짜 재밌는 장난감들이야"라고 말했습니다.

피글에게 최근 이틀 저녁 동안 반복된 환상이 있어요. 그 내용은 아빠가 주방에 있으면 병들이 깨진다는 거예요. 그 중 하나는 (아주 유명한) 로즈힙 시럽 병이고 다른 하나는 수쉬 바바의 젖병이죠. 병들이 깨져서 유리 조각이 사방에

••

27 지난 회기에서 위니코트는 안 된다고 하지 않았다. 하지만 '가브리엘을 질투하는, 화난 검은 엄마'로 남아있었고 피글은 이를 두려워하는 것으로 보인다. 두 번째 회기에서 위니코트가 아기로 변해 짜증을 부렸을 때에도 피글은 한편으로는 자신이 두려워하던 환상이 행동화되는 데에서 해방감을 느끼면서도 동시에 이를 두려워하는 모습을 보였다. 그래서 세 번째 회기에서 위니코트에게 직접적으로 너무 무서우니 아기가 되지 말라고 부탁했다(옮긴이).

떨어져 있을 테고, 피글이 그것들을 밟는 거예요.[28]

피글은 때때로 매우 우울해하고 별 이유 없이 파괴적으로 행동하거나 어지럽히기도 해요. 이는 피글의 나이나 상황을 훨씬 넘어서게 분별력이 있는 시기와 번갈아 나타나지요. 그러면서 끊임없이 씻고 정리를 하는데, 아주 무심한 우리 가족 속에서 도드라집니다.[29]

..

28 '남성적 기능이 공격성과 등치됨, 여성과의 동일시에 대한 두려움, 여성이 되는 것은 깨지는 것을 의미함'(위니코트 메모).

29 '자신의 공격적 충동을 받아들이는 단위-자기(unit-self)가 형성되는 증거로서의 우울. 우울 안에서 환상은 숨겨진 혼돈으로서, 이는 행동 차원에서는 깔끔함으로 표현됨'(위니코트 메모).

다섯 번째 회기

(1964년 6월 9일)

가브리엘은 이제 2세 9개월이고, 수잔은 한 살이 되었다.

날씨가 무척 더워 창문을 열어 놓았다. 이로 인해 순간 순간 바깥 세상이 방 안으로 들어왔다. 날씨가 무척 더웠고 졸려서 이때의 기록은 좀 모호하다.

피글은 열심히 장난감을 가지고 놀았고 아빠는 대기실에 있었다. 피글이 장난감을 꺼냈다.

피글 장난감들이 다 밖으로 나왔어요! 나도 이런 거 있어. 나도 좋은 장난감 되게 많아요. (울타리를 만지작거리면서) 선생님은 휴가 안 갔네요.

나 갔다 왔어.

피글 나는 착한 동생이 있어요. 걘 잘 때면 가방으로 들어가요. 열차 되게 많네. 왜 이렇게 많아요? (아이는 고장 난 기차를 고치고 있었는데 혼자 고치기에는 어려워 보였다.) 나는 점점 더 커지고 있어요. 이제 세 살이 돼요. 선생님은 몇 살이에요?

나 난 예순여덟이란다.

피글은 "예순여덟"을 다섯 번 반복했다.

피글 선생님이랑 우리가 가까이 살았으면 좋겠어요. (내 집과 자기 집이 너무 멀다는 것을 암시하면서.)[1] 내가 세 살이 되면 잘 노는 아이가 될 수 있을까? 아프지 않은 착한 아이 말이에요. (구토를 연상시키는 놀이가 있었는데, 장난감으로 넘쳐나는 바구니로 표현됨. 피글은 인형 하나를 살펴보고 있었다.) 맞아, 나 장난감 가지고 노는 거 좋아해. 근데 아기는 내 장난감을 던져버려요.

피글은 장난감들을 다양한 방식으로 이리저리 배열했다. (그런데 이 놀이는 밖에서 들리는 말과 수레의 소리에 의

••

1 '아마도 나이 차이가 많다는 의미이기도 할 것이다'(위니코트 메모).

해 방해를 받았다.)² 피글은 한 줄로 교회를 쭉 세웠다. (이 것은 밖에서 들리는 비둘기의 '구구' 소리에 중단되었다.)

피글 끔찍한 소리네.

피글은 여기서 골똘히 생각에 잠겼다.

나 이것들이 네가 하는 일을 방해하는구나.
피글 내 신발도 너무 뜨거워요.

피글은 신발끈을 스스로 풀었는데 꽤 능숙해 보였다.

피글 내 발가락 열 개. 모래가 묻었네.
나 프랑스에서 묻었니?³
피글 아니요.

비행기가 지나갔고, 이 소리 때문에 피글은 놀이를 멈췄다. 그리고 "나도 비행기를 타봤는데"라고 말했다.
피글은 네 개의 집 다음에 두 개의 집을 나열했으며, 교회 두 개를 치워버렸다. 불안이 나타나기 시작했다.

··
2 '열린 창문으로 인한 침해(자아 지지의 실패)'(위니코트 메모).
3 여기서 프랑스는 세 번째 회기를 마치고 가족들이 보낸 휴가지를 의미한다(옮긴이).

"아빠가 집에 갈 준비가 되어 있을까? 아빠는 피곤하니까."(이것은 지난 회기와 관련된 내용이다.)

나는 대답했다. "아빠는 대기실에서 쉬고 있단다."

이가 부딪히는 소리가 나서, 피글에게 무엇을 씹고 있는지 물었다.

> **피글** 버터 바른 빵 좋아해요?
>
> **나** 너는 지금 밥을 먹는 것 같구나.
>
> **피글** 바보래요, 바보래요.[4] (이 노래를 계속 중얼거리면서) 여기 재밌는 장난감 있어요. (오래된 팽이의 잔해들이 또 등장.) 팽이를 바닥에서 돌려봐도 괜찮을까요?

피글은 옷 단추 위에 팽이를 돌려 보았다. "물이 똑똑똑 떨어지는 소리가 들려."(그것은 파이프를 타고 위층에서 물이 떨어지는 소리를 의미했다.) 피글은 바구니를 가져왔다. "여기엔 장난감이 별로 없네. 이거 가득 찰 때까지 내가 채워볼까?"[5]

나는 여기서 허기를 느끼는 일과 좀 채우고 나면 허기가 줄어드는 일에 대해서 언급했다. 그리고 먹는 것을 즐기는 게 아니라 허기를 쫓아내기 위해 채워 넣는 것에 대해 이

..

4 원문은 "goosey goosey gander"로, 영국 전래동요의 한 구절이다(옮긴이).

5 '강박적 탐욕의 결과로 인한 토하기'(위니코트 메모).

야기했다. 피글은 집들을 한 줄로 세우고 다음과 같이 말했다.[6]

"여긴 누가 사나? 작은 남자. 그리고 여자도 있네. 위니코트 부인이야."

그러곤 신발 한쪽을 신더니 "나 엄마한테 갈래요"라고 말하고 인사를 했다. 내가 "그러면 너는 엄마아빠랑 함께 있겠구나"라고 대답하자 아이는 불안이 사라진 듯 놀이를 다시 시작했는데, 이 놀이는 위니코트 부인과 관련된 놀이였다.[7] (처음으로 놀이의 주제가 되었다.) 피글은 바구니를 비웠고, 쓰레기통에는 이상한 조각들을 넣었다. 그런 후 아이는 장난감 차의 타이어를 세게 깨물었다. 아이는 차에 바퀴를 끼워 넣으려 했다. "위니코트 선생님. 나 좀 도와줘요." 우리가 양쪽 바퀴를 다 끼우고 나자, 이번에는 배에 어떻게 바퀴를 끼울까 고민했다.

나   엄마와 아빠가 같이 있을 때 끼워 보려는 거야?
피글 너무 커. 아기는 이제는 너무 커졌어요.

이 대화는 창밖에서 들리는 누군가의 소리와 비행기 소

··
6 '강박 행동, 분열 기능(split-off function)을 통제하기'(위니코트 메모).

7 부모에게 느끼는 오이디푸스적 갈등이 위니코트와의 치료적 관계 안에서 반복되는 것일 수 있다. 피글은 자기가 좋아하는 아빠에게 엄마가 있듯, 위니코트에게는 부인이 있다는 생각을 떠올린다(옮긴이).

음에 의해 중단되었다. 피글은 밖의 소음에 산만해지면서 불안해 보였다. 그러나 창문이 열려있는 것은 현실이었고, 평소랑 달랐기에, 창밖의 일을 무시하는 것은 불가능했다. 너무 더웠다.

이 모든 것은 모호했고, 분명히 이해되지 않았다. 나는 그냥 그렇게 내버려두었다. 이제 피글은 이날의 본격적인 작업에 돌입한 듯 보였다. 자기의 곧은 머리카락을 손가락으로 비비 꼬더니 "내 머리카락은 곱슬곱슬해"라고 말했다.[8] 나는 이를 해석에 사용했다.

나   너는 네 아기를 갖고 싶은 거로구나.

피글 그런데 나는 이미 걸리걸리(girlie-girlie) 아기가 있는 걸요.

나   아니. 수쉬 바바 말고.

피글 내 침대 안에서 잠을 재우는 아기요.

나   너의 곱슬머리 안에?

피글 네.

8 '곱슬머리, 즉 아기의 상징'(위니코트 메모). 곱슬머리 아이는 사실 수잔이며, 모두들 수잔을 귀여워하며 어쩔 줄 몰라했다(엄마의 노트). 이는 유명한 영국 동요의 가사이기도 하다. 위니코트는 이를 고려하지는 않고 있으나, 가사의 내용으로 볼 때 피글이 이 동요를 떠올렸을 가능성이 있다. '작은 소녀가 있었네 / 머리가 조금 곱슬곱슬했지 / 이마 한가운데 말이야. 소녀가 착할 땐 / 한없이 착했는데 / 나쁠 땐 끔찍했단다!'(옮긴이).

놀이는 다시 시작되었고, 피글은 장난감 배 두 척을 꺼낸 다음, 발 옆에 벗어놓은 신발 위에 배 하나를 올려두었다. 그러고는 아빠에게 달려가 배 두 척을 보여주려 했다.

피글 누가 아빠를 사랑하지? 바바카랑 엄마지.

피글은 아빠에게 가서 배 두 척을 보여주었고, 그런 다음 문을 닫았다.

피글 30분 후에 올게. 문 닫는 거 좀 도와줘요. (문을 맞춰서 닫아야 했기 때문에 문닫는 것은 실제로 어려웠다.)

피글은 열쇠 구멍 덮개를 그냥 열어두었다. 그리고 장난감 보트 두 척을 '먹고' 있었다. 내가 말했다. "아기를 만들기 위해 먹는구나." 피글은 장난감을 모두 한쪽에 몰아놓고 아빠를 데려와서 말했다. "우리 이제 갈 거예요." 장난감을 모두 분류하여 정리하였다. 나는 해석했다. "네가 배를 먹어서 아이를 만들고 싶어한다는 것을 알게 되어서 무서워졌구나."

피글 아빠에게 '안뇽' 하고 올까요? (아이는 아빠에게 갔다가 다시 돌아왔다.) 나는 다시는 오지 않을 거예요.

아빠가 다시 들어가라고 아이를 달래는 소리가 들렸고, 피글은 이리저리 뛰고 있었다. 아빠는 다시 와서 의자에 앉아 나와 짧은 대화를 나눈 후 아이와 함께 집으로 돌아갔다. 아빠에겐 이런 대화의 시간이 필요했다.

나는 회기가 끝나고 바로 회기에 대한 기록을 해두었다. 비록 기록이 거칠고 불완전하지만(날씨가 너무 덥고 내가 졸린 탓이 좀 있었다) 이 회기의 분명한 점은 피글에게 아기가 생겼고, 그것이 먹는 행위를 통해서 이루어졌다는 점이다. 이 작업이야말로 아이가 이번 회기에 온 목적이었다.

논의

1. 더운 날씨와 그 영향.

2. 곱슬머리에 대한 언급과 나의 해석. 이것은 오늘 작업에서 중요한 지점이라고 생각됨. 전성기기적(pregenital) 환상 내에서 아이의 임신.

3. 먹는 것을 통해 아이를 만듦. 그리고 이와 관련된 불안.

4. 어머니의 가슴으로부터 아버지의 성기로의 진전(성숙).

5. 놀이의 주제 안에 위니코트 부인이 등장.

엄마에게서 온 편지

피글이 이번에 선생님을 만난 후 매일 밤 지겹게 반복하던 검은 엄마에 대한 이야기는 멈춘 듯 보이며, 잠자는 것을 더는 무서워하지 않아 보입니다.

한번은 피글이 검은 엄마에 대해 이야기를 하면서 이렇게 말했어요. "나를 위니코트 선생님에게 데려다줘. 선생님이 나를 도와줄 거야." 이러한 생각을 줄여주기 위해서 "근데 선생님이 이미 널 도와주었잖니"라고 말했습니다. 그러자 "맞아. 하지만 검은 엄마를 없앤 건 나야"라고 말하더군요. 저는 그냥 "음…"이라고만 했지요. 휴지통을 뒤집어엎는 것, 감정에 대한 꿈에는 의미하는 것이 무언가 더 있습니다. 이것들이 무엇인지 선생님은 아시겠지요.

두 번이나 피글은 다급하게 나의 가슴을 빨겠다고 졸랐는데, 그 순간을 즐기는 것이 역력해 보였습니다. 피글은 젖가슴에 대해서 말을 할 때, '나의'와 '엄마의'를 혼동해서 썼어요.

한번은 피글이 동생에게 잘못을 해서 말싸움이 벌어졌는데, 싸우고 난 뒤 피글은 아빠와 동생에게 뽀뽀를 하고 아빠에게 이렇게 말했습니다.

"나한테 뽀뽀하지 마. 아빠가 날 검게 만들어. 검은 건 뭐예요, 아빠?"

남편은 선생님이 피글에 대해 어떻게 생각하시는지 잘

모르겠다고 합니다. 회기를 마칠 때쯤 선생님과 이야기를 나눌 때 그 자리에 아이도 함께 있었기 때문에 자유롭게 얘기를 할 수 없었다고 하네요.

선생님께서는 피글이 선생님과 함께 있을 때는 정상으로 보이지만 한편으로는 피글에게 분석이 필요하다는 말씀도 하셨다고 들었어요. 선생님이 아이에게 분석이 필요하다고 생각하시는지 정확히 모르겠습니다. 선생님이 피글에게 할애할 수 있는 면담 횟수 안에서 아이에게 필요한 충분한 수준의 작업이 일어날 수 있을까 하는 의구심이 들기도 합니다. 또한 선생님이 우리가 너무 불안해하는 게 아니라면 분석을 더 이상 진행할 필요가 없다고 생각하는 것이 아닐까 하고도 생각했지요.[9]

저는 반드시 필요한 것이 아니라면, 개입하지 않고 나름의 방식으로 성장하도록 내버려두는 것이 낫다는 일종의 편견을 가지고 있습니다.

피글은 여전히 갑자기 우울해지곤 합니다(혹은 그렇게 보입니다). 머리를 꼬거나 엄지손가락을 빨거나 큰소리로 횡설수설하면서 어찌할 줄 모릅니다. 다른 한편으로는 점

----

9 내가 임상감독을 담당했던 한 분석가가 이 시기에 3세 아이를 치료하고자 대상을 찾고 있어서 나는 그에게 가브리엘을 의뢰할 생각을 했다. 그런데 내가 가브리엘의 아버지에게 이 문제를 논하려 하자 나는 무언가 잘못되었다는 마음이 들기 시작했고, 죄책감이 들었으며, 그리고 매우 혼란스러워졌다. 그러나 다시 생각해보아도 분석 회기들이 '요구에 따라' 비정기적으로 이루진다 하더라고 아이가 분석을 받고 있다는 사실은 달라지지 않는 것 같다(도널드 위니코트).

점 나아지고 있으며 좀 더 생기있어 보입니다. 그러나 동생이 태어났을 때 상실한 것처럼 보이는 그 깊이를 다시 회복할 수 있을지는 잘 모르겠습니다. 갑작스럽고도 고통스러운 어떤 정지가 있었던 것 같고, 아이는 너무나 빠르게 그리고 겉으로만 그럴싸하게 자랐던 것 같습니다. 아이가 더 이상의 도움 없이도 자신이 잃어버린 것들을 다시 찾아낼 수 있을지 확신하기 어렵습니다. 아마도 이미 그 작업을 하고 있을지도 모르겠지만, 그렇다 하더라도 제가 판단하기는 어렵겠죠. 아니면 그것 자체가 실현 불가능한 일일지도 모르고요.

엄마에게 보내는 편지

편지를 보내주셔서 감사합니다. 제가 그날 남편께 드린 말들이 혼란스러우셨을 것 같아서 이렇게 답장을 드립니다. 사실 저는 양심의 가책을 느꼈습니다. 그리고 피글의 정식 분석을 막는 것은 제가 아니라는 사실을 분명히하고 싶습니다. 만약 피글이 런던에 살고 있고, 좋은 분석가를 만날 수 있다면 정식 분석도 아마 의미가 있을 것입니다. 그러나 피글이 런던에 와서 산다는 것이 쉽지 않다는 것을 저는 잘 알고 있으며, 여기까지 멀리 오가는 것 역시 너무나 힘들 것입니다. 그렇기 때문에 가끔씩 저를 방문하여 그때그때 필요한 도움을 받아 자연스럽게 회복할 수 있도록 하는 것이 훨씬 좋을 것 같습니다.

아시다시피 피글은 매우 흥미로운 아이입니다. 아마도 어머님은 아이가 그저 평범하기를 바라시겠지만, 지금 모습 그대로가 피글입니다. 저는 피글이 곧 안정되어 아주 평범한 모습이 될 거라 기대합니다. 제 생각엔 많은 아이들이 피글과 비슷한 생각과 걱정을 가지고 있지만, 이를 아이처럼 잘 언어화하는 경우는 흔치 않습니다. 이는 두 분이 아동기에 일어나는 일에 대해서 매우 잘 알고 있고, 아이의 질문에 대해 늘 열려 있기에 가능한 것이 아닐까 싶습니다.

또한 아버님은 회기에서 일어나는 많은 일들이 잘 이해되지 않음에도 불구하고 거기 앉아서 자신을 이용하는 피글을 묵묵히 인내해주고 계십니다. 정말 존경해 마지않습니다.

엄마에게서 온 전화

피글은 잠시 좋아진 듯했지만 곧 우울하고 무기력해지면서 저녁에 잠을 자지 못하고 있습니다. 아이는 '죽음'이라는 생각에 사로잡혀 있어요.[10] 꿈을 꾸었는데 꿈에선 어떠한 씨앗에서도 싹이 나지 않고, 싹이 난다 해도 아주 조금

..
10 '우울적 불안'(위니코트 메모).

만 난대요. 그건 씨 안에 있는 나쁜 것들 때문이라고 합니다.

이후 엄마의 언급

이 죽음이라는 주제가 '치워버려야' 하는, 다시 말해 아이의 죽어야 하는 일부와 관련이 있는 걸까요? 예를 들면 탐욕스럽고, 시기하는 부분 말입니다.

아이가 얼마나 자주 선생님을 한 방에 놓고 자기는 다른 방, 즉 대기실로 나가 문을 닫음으로써 선생님을 '치워버리는'지 궁금하네요.[11]

••
11 망각할 수 있는 능력은 나름의 쓸모가 있다(도널드 위니코트).

여섯 번째 회기

(1964년 7월 7일)

아이는 이제 2세 10개월이 되었다. 나는 "안녕, 가브리엘"하고 문 앞에서 아이를 맞이했다. 이번 회기에는 내가 피글이 아닌 가브리엘이라고 말해야만 한다는 것을 알고 있었다.[1] 가브리엘은 즉시 장난감 쪽으로 갔다.

나   가브리엘이 다시 나를 보러 왔구나.

..

1   위니코트의 섬세함을 보여주는 부분. 위니코트는 가브리엘을 고유한 주체로 존중해 주어야 하는 시기가 왔다고 느낀다. 이는 한편으로는 시간에 따른 아이의 정신적 성숙 때문일 것이고, 다른 한편으로는 앞선 회기들을 통해 둘 사이에 작업을 함께하는 동등한 주체라는 감각이 생겨난 것과 연관될 수 있다(옮긴이).

가브리엘 네.

가브리엘은 두 개의 크고 부드러운 동물인형들을 함께 놓더니 말했다. "얘들은 함께 있어요. 그리고 서로 좋아해요." 또한 가브리엘은 객차 두 량을 연결하여 하나의 열차로 만들었다.

나　　 아이를 만들고 있는 거구나.
가브리엘 아니에요. 친구를 만들고 있어요.[2]

가브리엘은 여전히 기차 조각들을 연결했다. 내가 말했다. "우리가 만났던 모든 다른 시간들을 연결시킬 수 있구나." 그러자 가브리엘이 대답했다. "네."

분명히 기차들을 연결하는 것에 대해 많은 해석이 있을 수 있다. 누구나 그 순간 가장 적절하다고 느끼는 방식으로 해석을 할 수도 있고, 자신의 느낌을 전달하기 위해서 해석을 활용할 수도 있다. 나는 지난 시간에 했던 곱슬머리에 대한 해석을 가브리엘에게 상기하고자 했는데, 이는 피글이 자신의 아이를 가지는 것과 관련된 것이었다.

··
2 가브리엘은 위니코트의 클라인 식 해석을 거부한다. 그러자 위니코트는 바로 다음에 지금 여기를 다루는 전이 해석으로 돌아선다. 환자에 반응하여 조율하는 위니코트를 볼 수 있는 부분(옮긴이).

가브리엘 그 생각을 하고 있었어요.

가브리엘은 이제 '말하기'와 '보여주기'의 차이에 대해서 (어떤 방식으로든, 매우 분명하게) 구분하였다. (나에게 〈마이 페어 레이디(My Fair Lady)〉에 나오는 "내게 보여줘(Show me)"라는 노래를 상기시키면서.)

나 나한테 무언가에 대해서 말하는 것보다는 보여주는 쪽이 더 좋다는 거구나.

가브리엘은 작은 병을 들더니 물소리를 냈다. "물을 크게 튀기면 큰 동그라미가 만들어져요." 가브리엘이 혀짧은 소리를 내서 가끔은 알아듣기 어려웠다. "우리집 밖에(정원을 의미했다) 작은 연못이 있어요. 그리고 온실도 두 개 있어요. 큰 우리집이 있고 작은 내 집도 있어요."

나 작은 것이 너구나.
가브리엘 선생님만(Just you). (아이는 이 말을 세 번 했다.) 가브리엘만. 위니코트만.

가브리엘은 다시 객차 두 량을 연결시켰다.

나	가브리엘과 위니코트가 친구가 되는구나. 하지만 여전히 가브리엘은 가브리엘이고 위니코트는 위니코트구나.
가브리엘	우리 고양이[3]를 못 찾겠어요. 그런데 나는 한 마리가 산책하는 것을 봤어요. 다른 한 마리는 사방을 뛰어다니고 있었어요. 이거 뭘로 잡아당겨요?

내가 도와주자 아이가 말했다. "위니코트가 손을 잡고 있네."

이 지점에서 정체성들이 구축되는 것 같았다.[4] 나는 가브리엘에 대해, 그리고 아이가 위니코트, 아빠, 엄마, 그리고 수쉬 바바와 맺고 있는 관계에 대해서 말했다. 가브리엘은 '가브리엘'이라고 소리를 내고 말했다. "수쉬 아기는 '와'라고 소리를 내." 그러고는 입에다 손을 대고 새로운 소리를 냈다.

가브리엘은 입에다 손을 붙였다 뗐다 하면서 다양한 소리를 내며 즐거워했다. 가브리엘이 막 뿡 소리를 냈을 때, 나는 이렇게 말했다. "어쩌면 그건 가브리엘이 냈던 소리구나." 그러자 가브리엘은 알아볼 수 있는 특정한 방식으

··

3 위니코트(Winnicott)의 'cot'에서 'cat'으로 연상이 흐르는 것으로 볼 수도 있다. 혹자는 첫번째 회기에서 아기침대(cot)에 대한 연상 역시 위니코트와 연관된다고 이야기하기도 한다. '침대를 차지하기(Win-a-cot)'(옮긴이).

4 '아이는 융합과 분리 사이의 경계를 다루고 있었다'(위니코트 메모).

로 말했고, 나는 "이건 아빠와 관련되어 있구나"라고 말했다. 이번 말고도 가브리엘은 아빠와 강하게 동일시할 때마다 이와 같은 독특한 방식으로 말을 한 적이 몇 번 있었다.

> **가브리엘** 그런 식으로 말하지 마요. (그러나 우리는 아빠에 대해서 이야기했다.) 수쉬 아기는 너무 어려서 말 못 해요. 이 웃긴 것은 도대체 뭐지?

가브리엘은 실에 묶인 핸들을 집어 들었다. 가브리엘은 내가 핸들을 기관차에 끼워서 방 주위로 끌고 다닐 수 있게 해주기를 바랐다. 아이는 이 놀이를 하면서 매우 즐거워했다. 나는 '아기 가브리엘 때가 기억났구나'라는 식으로 말했다. 그러나 가브리엘은 "아니. 이건 동생이에요"라고 했다. 그러다가 갑자기 말하길 "이 예쁜 그림 좀 봐요"(그것은 내가 방에 걸어둔, 매우 심각한 표정의 예닐곱 살 정도 되는 아이를 그린 약간 구식의 초상화였다)라며 "저 아이는 나보다 나이가 많아. 내가 수쉬 아기보다 나이 많은 것처럼 얘는 나보다 나이가 많아. 수잔은 이제 아무것도 잡지 않고 혼자서 걸을 수 있어요."(가브리엘은 걷고 뛰고 그러다가 다시 걷다가 넘어지는 것을 보여주었다.) "그리고 수잔은 일어설 수 있어요"(이 모습 또한 보여주었다)라고 했다.

나	그래서 이제 수잔한테는 항상 엄마가 필요하지는 않구나.[5]
가브리엘	응. 이제 동생은 점점 커질 거고, 엄마 아빠가 안 도 와줘도 돼요. 가브리엘도 위니코트나 다른 사람의 도움 없이도 할 수 있을 거야. 누가 말할지도 몰라 요. '너 뭐하는 거니?' 근데 그건 내 땅이야. 네 땅도 차지할 거야. 저리 가버려.

가브리엘은 자신의 정체성을 확립하면서 그 정체성이 도전받기를 기대하고 있었는데 그것을 '성의 왕(King of the Castle)' 게임[6]을 이용하여 분명하게 보여주었다. 가브리엘은 이제 객차 두 량을 집어 들고 그것들을 바퀴와 바퀴가 맞닿게 문질렀다.

나	걔네들은 지금 아기를 만들고 있는 거니?
가브리엘	응. 난 가끔 해가 뜨면 발을 이렇게 들고 똑바로 누 워요. 아기를 만드는 건 아니에요.[7] 나는 여름용 원

----

5 '성숙과정의 작동에 의식적으로 기댐'(위니코트 메모).

6 Winnicott, D. W(1966), "Psycho-somatic Illness in its Positive and Negative Aspects", *Internal. J. Psycho-Anal*, 47; 510-516.

7 위니코트는 꾸준하게 클라인 식 해석을 시도하고, 가브리엘은 이를 거부한다. 이러한 부인이 위니코트의 해석이 적중하여 억압된 불안이 자극되었기 때문인지, 실제로 위니코트가 초점을 잘못 맞추고 있는 것인지 생각해볼 수 있다. 현대 비평가들은 후자 쪽으로 보는 경향이 있다(옮긴이).

피스랑 하얀색 속바지를 입고 있었어요.

가브리엘은 햇빛이 비치는 공기 속에서 다리를 들어 올린 채 등을 대고 바닥에 누워있는 모습을 직접 보여주었다.[8]

가브리엘　나 새 신발 샀어요. (현재 신고 있는 신발은 아니었다.)

그러고는 신발 한짝을 벗더니 양말도 당겨서 벗었다. '입고 벗고, 입고 벗고' 하는 활동이 있었다. 아이는 자신의 크고 통통한 발뒤꿈치를 양말에 집어넣는 모습을 내가 봐주길 바랐다.

나　　　나에게 큰 가슴을 보여주는구나.
가브리엘　발 같은.

가브리엘은 다른 쪽 신발도 벗었고, 신발의 뒤꿈치 패드를 보여주었다. 마치 자신이 만든 놀이에서 발 한쪽이 없어졌다는 듯 짓궂게 이 모든 행동을 하였다.

8 '성교 자세로 환상 속에서 자위'(위니코트 메모).

가브리엘　양말을 잘못 신었어.[9] (이것은 농담이었다.)

　가브리엘은 양말을 바꿔 신고는, 바구니에 있는 장난감 쪽으로 다가갔다. 나는 말했다. "가브리엘이 온 세상을 다 먹어치우는구나. 그래서 너무 많이 먹네." (하지만 이번에는 바구니가 차서 넘치지는 않았다.) 가브리엘이 대답했다. "가브리엘은 토하지 않아요."

　가브리엘은 신발 한쪽을 벗고 장난스럽게 양말을 벗어 던졌다. 양말과 신발로 하는 행동은 복잡했고, 가브리엘은 인내심을 가지고 능숙하게 계속했지만 성공하지는 못했다.[10]

나　　　어렵구나!

가브리엘　응. 어려워요.

나　　　가브리엘은 엄마의 도움이 없으면 안 되는구나. 그리고 완전히 엄마가 될 수는 없구나.

　그러자 가브리엘은 큰 기차로 다가가더니 "우리가 너무 일찍 온 건 아니죠?"라고 말하고, 자신과 아빠가 왜 이렇게 일찍 여기에 도착했는지 이야기했다. 사실 이 부녀는 시간

••

9　"It' all on the wrong foot." 가브리엘의 이 말은 위니코트의 틀린(wrong) 해석에 대한 반응일 수 있다(옮긴이).

10　'미숙함의 인식과 상대적 의존'(위니코트 메모).

을 끌기 위해 가게 몇 군데를 둘러보고 왔다.

나는 가브리엘이 신발끈 매는 것을 도와주어야 한다고 느꼈고, 가브리엘은 허락했다. 다른 한쪽도 마저 도와주었다.

가브리엘 쾅 하는 소리가 들리는데. (실제로 난 소리였다.)
나 누군가 짜증 났나?
가브리엘 아니 쉬 아기가 쾅 하고 쳐요.

가브리엘은 아빠를 보러가겠다고 속삭이고는 재빨리 문을 열고 다시 닫았다. 잠시 후 가브리엘은 혼자 돌아왔으며, 더 이상 아빠를 필요로 하지 않았다. 가브리엘은 장난감을 치우고 있었다.

가브리엘 장난감들이 모두 어질러져 있어. 이런 거 어떻게 생각해요?
나 누가?
가브리엘 위니코트 선생님이요.

가브리엘은 크고 폭신한 동물(개) 인형들을 옆으로 치웠다. 정리하는 과정은 장난감을 종류별로 분류하는 매우 정교한 작업이었다.

가브리엘　오, 뚜껑이 떨어졌네. 신경 쓰지 마. 엄마는 집에 있잖아.

가브리엘은 모든 것을 깔끔하게 치운 후 말했다. "여긴 장난감에겐 정말 좋은 곳이에요. 그렇지요?"(실제로는 헝클어진 내 장난감들이 책꽂이 아래 바닥에 떨어져 있었다.) 가브리엘은 낯선 장난감 한두 개가 남은 것을 발견해서 치웠다. 그러고는 "내 건 밖에 있는 쓰레기통에 넣어 놨어요"라고 말했다.

가브리엘은 밖으로 나갔는데, 모든 장난감을 싹 치워 놓았다. 가브리엘은 잠시 대기실에 있는 아빠에게 가서 자기가 한 행동을 말했고, 아빠도 그에 관해 이야기했다. 그런 후 "아빠랑 같이 들어가고 싶어"라며 아빠를 데리고 들어오려고 했다. 그러나 아빠는 물러서서 말했다. "위니코트 선생님께 어서 가렴."

45분이 지났고 회기를 마칠 시간이 되었다. 아빠는 "안 돼, 안 돼, 어서 들어가야 해"라고 했다.

가브리엘　싫어! 싫어! 싫어![11]

..

11　이번 회기에서 가브리엘은 위니코트의 클라인 식 해석에 꾸준히 반대하고 있고, 이해받지 못한다고 느끼는 것이 다시 위니코트에게 돌아가는 것을 거부하는 이유일 수 있다. 그런 맥락에서 리브스는 앞선 다섯 번째 회기에 위니코트가 이해하기 힘들고 졸린다고 느꼈던 것 역시 가브리엘의 내적 상태가 투사적 동일시를 통해 위니코트에게 전달된 것일 수 있다고 본다(옮긴이).

나　　　　이제 마칠 시간이 다 되었으니 잠시 들어오렴.

　그러자 가브리엘은 안으로 들어와서 다정하게 굴었다.
　나에게 휴가를 갈 것인지, 무엇을 할 것인지 물었다. 나는 시골로 가서 재미있는 시간을 보낼 것이라고 말했다. 그렇게 회기가 마무리되었다. 아이가 떠나면서 말했다. "나 언제 또 와요?" 나는 "10월에"라고 답했다.
　이 회기의 중요한 세부사항은 융합 상태로부터 분리하는 시도가 있었고, 그 이후에 정체성이 확립되는 순간이 '성의 왕' 게임과 함께 등장했다는 것이다.

논의

1. 나는 가브리엘이라고 인사해야 한다는 것을 알고 있었음.
2. 정체성 주제가 점차 발달함.
3. '성의 왕' 게임을 나름의 방식으로 재연.
4. 부분 대상 수준에서의 놀이가 젖가슴에 대한 생각으로 이어짐(입고 벗기 놀이).
5. 탐욕이 식욕으로 바뀜.
6. 혼란이 정돈으로 바뀜. 혼란의 주제와 관련된 전조가 나타남.

엄마에게서 온 편지

가브리엘은 밤에 다시 잘 자고 있습니다. 치료를 다녀온 후 회기에 대해 "위니코트 선생님에게 내 이름이 가브리엘이라고 말하고 싶었어. 근데 선생님은 이미 그것을 알고 있었어"라는 언급만 있었습니다. 아이는 만족스럽다는 투로 이 말을 했답니다.[12]

엄마가 쓴, 부모에게서 온 편지[13]

선생님께 편지를 쓰는 것이 왜 그리 어려웠는지 잘 모르겠습니다. 아마도 저는 가브리엘과 뒤엉켜 있어서 분리가 잘 되지 않았던 것 같습니다.[14] 그러나 이 문제는 자연스럽게 잘 해결될 거라 기대합니다.

가브리엘은 훨씬 더 좋아진 것 같습니다. 아이가 외부세계에 자신만의 의미를 부여할 수 있게 되었으며, 자신이 가진 어떠한 기회도 더 잘 이용하고 즐길 수 있게 되었다는 의미입니다.

••

12 이 세부사항은 내가 아이를 문 앞에서 만났을 때 아이의 첫 번째 메시지를 포착한 것이 얼마나 중요한지를 잘 보여준다. 그리고 나는 내가 피글이 아닌 가브리엘로 불러야 한다는 것을, 혹은 아이가 가진 많은 역할들과 관련된 이름을 말해야 한다는 것을 알고 있었다(도널드 위니코트).

13 전화에서 이루어진 대화는 여기에 기록되지 않았다.

14 엄마의 불안이 가브리엘에게 전달되었다고 보는 근거 중 하나(옮긴이).

가브리엘은 그리 수줍어하는 편은 아닙니다. 그렇지만 다른 친구들을 너무나도 사귀고 싶어함에도 다가가는 것을 어려워합니다. 그리고 거절당하면 매우 힘들어합니다. 아이는 다른 아이와의 접촉에 대해서 너무나 많은 희망을 걸고 있기 때문에 그 환상이 깨지면 아주 괴로워합니다.

동생과는 눈에 띄게 매우 잘 지내고 있습니다. 물론 때로는 갑자기 동생을 공격하기도 합니다. 동생이 지겹다고 말하면서 갑자기 길 한가운데에서 동생을 때려서 넘어뜨리는 것과 같은 행동을 하곤 하지요. 이러한 경우를 제외하고 아이는 동생을 한 명의 인간으로 대하며, 동정심이 깃든 이해심을 보여주고 있는데 이것이야말로 가장 인상적입니다.

제가 보기에는 거짓 환상 같은 것이 아이에게 여전히 존재합니다. 아이가 그 환상 속에 얼마나 빨려 들어가 있는지는 잘 모르겠습니다. 그리고 그 환상이 어디까지 호기심 많은 부모에 대한 효과적이고 합당한 방어인지도 잘 모르겠습니다.[15]

지난 며칠 동안 가브리엘은 다시 잠을 이루지 못했으며, 다시 검은 엄마를 보았습니다. 그리고 위니코트 선생님을 보러가야 한다는 말을 더 많이 했습니다. 아이는 자신이 독으로 죽을 것이라는 생각에 강력하게 사로잡혀 있는 듯이

15 이것이 검은 현상들과 관련하여 내가 계속하여 취했던 무지의 태도와 결합될 수 있을까?(도널드 위니코트).

보이며, 독이 있다고 주장하는 딸기를 하나 먹고서는 곧 많이 아플 거라고 했습니다. 또한 자신의 '뿌지직(brrr)'이 몸 안에 갇혀있다고 주장했는데 실제로는 어떤 변비도 없습니다. 그러나 이 모든 일들은 그 며칠 동안을 제외하고 나머지 여름 동안에는 나타나지 않았습니다. 선생님의 전화번호를 아는 것은 아이에게 큰 의미가 되는 것 같습니다.

선생님께서는 아이에게 많은 변화를 이끌어내셨고, 참으로 지치는 악순환에 빠져 있는 것처럼 보였던 때에도 상황을 다시 움직이게 주셨습니다. 이제 가브리엘은 수잔이 태어나기 전의 씩씩한 어린이로 보입니다. 그리고 왠지 연속성이 다시 자리를 잡아가고 있는 것 같습니다.

내가 부모에게 보낸 편지

가브리엘로부터 엽서를 받았습니다. 아이가 저를 만나고 싶어하는 것 같으니 시간을 한번 맞춰 보겠습니다. 하지만 어머니께서는 몇 주 정도 지켜보는 것이 좋겠다고 여기실 수도 있으실 텐데, 혹시 그렇다면 말씀해주십시오.

제가 직접 관찰한 결과와 어머니께서 주신 편지를 참고로 할 때, 가브리엘을 단지 질병의 차원에서만 생각해서는 안 된다고 봅니다. 아이의 내면에는 건강한 부분들도 많이 있으니까요. 제가 어떻게 하기를 원하는지 알려주시면 좋을 것 같습니다.

　(여기에서 더 이상 새로운 내담자를 받을 만한 시간적 여유가 없어서 내가 아이가 괜찮다고 생각하는 건 아닌지 검토해봐야 한다. 한편으로는 가브리엘의 부모가 자연스러운 발달 과정을 신뢰하지 못하는 뭔가 특별한 이유가 있다는 것을 나도 느낀다. 그러나 이 아이의 경우 치료와 별개로 발달 과정을 통해 이 상황을 뚫고 지나갈 수 있을지도 모른다.)

부모에게서 온 편지

선생님께서 편지를 보내주시고 치료 시간을 내주셔서 감사합니다. 기쁜 마음으로 선생님을 뵈러 가겠습니다.

　우리도 역시 선생님과 마찬가지로 더 이상 가브리엘이 매우 아픈 아이라고는 생각하지 않습니다. 다방면에서 다시 생기가 돌아오고 있습니다. 그러나 여전히 스트레스를 받고 두드러지게 불안해지는 영역이 있습니다. 이로 인해 아이는 때때로 모든 감정을 차단시키고, 아주 논리정연하지만, 이차원적인 삶을 사는 것처럼 보입니다.

　제가 선생님께 지난 편지를 보냈을 때쯤 아이는 다시 잠자리에 드는 것을 어려워하기 시작했습니다. 여름 내내 아주 잘 지내왔는데도 말이지요. 아이는 최근 일반적인 취침 시간보다 서너 시간을 더 깨어있다가 잠들곤 합니다.

아이에게는 이제 자기 손톱을 잘라주는 '착한 검은 엄마 (Nice black mummy)'가 등장하기 시작했어요. (아이가 힘들어할 때 밤이면 자기 얼굴을 긁곤 했다는 것을 기억하실 겁니다. 최근 그 행동이 다시 나타났어요.) 검은 엄마가 조각칼로 아이의 엄지손가락을 자르러 왔었다고 합니다. 하지만 아이는 위니코트 선생님에게는 검은 엄마가 가버렸다고 말하겠다고 하더군요.

최근 아이는 엄마아빠가 죽지는 않을까 하는 걱정에 매우 불안해하고 있습니다. 하지만 아이는 전혀 감정이 실리지 않은, 마치 감정이 텅 빈 것 같은 상태로 이야기해요. 하루는 엄마에게 "나는 엄마가 죽었으면 좋겠어"라고 말했습니다. "그래. 그렇지만 너는 슬프겠구나"라고 하니 아이는 "응. 내 가방에 엄마 사진을 보관할 거야"라고 말합니다.

아이는 엄마아빠 사이에서 일어나는 가장 혐오스러운 일들에 대해서 넌지시 암시하였습니다. 그리고 엄마가 목욕하려고 옷을 벗을 때, 평상시보다 엄마의 몸을 더 많이 보고 깊은 충격을 받고 마음이 상한 모습을 보였습니다. 이것이 아이들의 뇌리를 사로잡고 있는 보편적인 생각일 수도 있습니다. 하지만 아이의 고통과 그 뒤에 따르는 느낌으로부터의 차단, 그리고 잠을 이루지 못할 정도로 걱정하는 것을 보면 아직도 선생님의 도움이 조금은 필요한 것 같습니다.

　우리는 아이를 어린이집의 놀이집단에 데리고 갔습니다. 말씀드렸다시피, 아이는 다른 아이들과 함께 노는 것을 원했지만 이를 힘들어했습니다. "엄마, 책 가져가자. 심심할 거 같아. 뭘 해야 할지 모를 것 같아. 나는 아무도 모르고, 그러면 누가 나를 보는 것도 싫을 것 같아"라고 아이는 말했습니다.

일곱 번째 회기

(1964년 10월 10일)

아빠가 가브리엘을(지금은 3세 1개월) 데려왔고, 가브리엘은 장난감들이 있는 곳으로 곧장 갔다. 나는 바닥에 앉아 있었는데 아이의 머리가 내 팔꿈치에 닿았다. 아이는 크고 부드러운 장난감들을 가져왔다.

가브리엘 집들을 줄 세워도 돼요? 내가 초인종 눌렀는데 들었어요? 세 번이나 눌렀는데? 위니코트 아저씨[1] 이

..

1 여기서 다시 치료사가 아닌 위니코트를 나타내는 호칭들이 시작된다. 가브리엘은 이전까지 Dr.라고 부르다가 여기서 Mr.라는 호칭을 쓴다(옮긴이).

게 뭐예요?

나   화물차야.

가브리엘   오. (그리고 아이는 그것과 어떤 것을 결합하기 시작했다.) 모든 문제들이 사라졌어요. 그래서 나는 선생님에게 할 말이 없어요.

나   나는 어떤 고민도 없는 가브리엘을 보고 있구나. 그냥 가브리엘.

가브리엘   나를 괴롭히는 검은 엄마가 있었어요. 근데 지금은 사라졌어요. 나는 그 엄마를 안 좋아했어요. 그 엄마도 나를 안 좋아했어요. 그 엄마는 나한테 이상한 말을 했어요.[2]

　　가브리엘은 긴 줄로 서 있는 집들을 직선에 가까운 S자 곡선으로 늘어놓았고 양쪽 끝에는 교회를 하나씩 놓아두었다. 그리고 얼굴이 그려져 있는 전구를 집으면서 말했다. "이거 깜박하고 있었네." 이것은 아기가 태어나는 것에 대한 가브리엘의 분노와 연관되어 있었다. 가브리엘이 말했다. "작은 여자애가 큰 여자애랑 같이 교회로 들어가고 있어" 그 이후로 어떤 놀이가 펼쳐졌지만 잘 기록하지는 못

··
2 이전 회기와 연관된 전이적인 맥락에서 이 문장을 이해할 수도 있다. '위니코트 선생님이 나한테 이상한 말을 했어요. 선생님은 나를 이해하지 못해요. 그러니 아저씨라고 부르겠어요…'(옮긴이).

했다. 개와 소들을 위해 무언가를 집어넣는 행동이 있었고, 그리고 또 뭔가로 S자 모양 양끝의 집들을 흐트러뜨렸다.

가브리엘 이제 우린 철길을 만들 거야.

가브리엘은 종이봉투 안에서 미리 챙겨온 돌 두 개를 꺼냈는데, 그 안에는 더 큰 돌도 있었다. 큰 돌은 검은 엄마와 연관되어 있었다. 가브리엘이 그 큰 돌을 꺼내서 작은 돌들 사이를 연결했다.

가브리엘 위니코트 아저씨, 기차 좀 더 갖다줘요.

가브리엘은 기차들은 더 찾고 싶어했고, 그것들을 찾아냈다.[3] 물론 아이는 그것들이 어디 있는지 알고 있었다. "이거 어떻게 위니코트 아저씨한테 왔어요?"

거기에는 차와 길, 그리고 다른 돌 하나가 있었다. 아이는 그것들 모두를 쓸어버리고는 말했다.

"이 기차가 기차 두 개를 다 끌고 있네…. 더 많은 보트와 기차도….' (시끄러웠고, 아이는 이해할 수 없는 방식으로 혼잣말을 했다.)

..

3 '여기에 가브리엘의 개인적인 내적 현실 경험이 담겨 있으며, 내게는 모호하게만 그 세부 내용을 알려주고 있다'(위니코트 메모).

이렇게 놀면서 가브리엘은 반응을 얻으려는 듯 나를 쳐다보며 웃었다. 이런 행동은 아마도 아이가 위축되면서 놀이가 나에게 이해될 수 없는 방식으로 진행되었기 때문에 흐름이 전반적으로 모호해진 것과 관련이 있는 듯했다.[4] 그러던 중 가브리엘은 장난감 배 위에 기차를 놓았는데, 좀 엉뚱하다 싶은 행동이었다. 왜냐면 장난감 기차가 장난감 배보다 훨씬 컸기 때문이다.

> **가브리엘** 내 장난감 좋아요? 난 좋은데, 얘네들 프랑스 장난감 같지 않아요? 우리 프랑스 갔었는데, 근데 나는 프랑스에서 아무랑도 같이 있고 싶지 않았어요.[5]

이제 가브리엘은 아주 작은 나무 기차를 가지고 놀이를 했고, 나무 조각들을 가져와 '하나, 둘, 셋' 하며 방사형으로 배열했다. 막대기를 카펫 안에 꽂아서 세우려고 했는데 잘 되지 않았다. 나는 잠깐 도와준 후, 기차를 따라갔다. 가브리엘은 마차가 달린 짐차를 나에게 거의 던지다시피 했는데,[6] 왜냐면 그것을 원치 않았기 때문이다. 이번에는 장난감을 매우 신중하게 배열했다. 중심에는 S자 모양의 집

••
4 '질문: 치료자의 휴가에 대한 항의?'(위니코트 메모).
5 '위축된 상태에 대한 언급'(위니코트 메모).
6 위니코트에 대한 부정적 감정들이 반복되어 표현되고 있다(옮긴이).

들이 늘어서 있었고, 양끝에는 교회가 있었다.

아이 주변에는 아이와 아이를 상징하는 많은 물건들이 있었다. 다른 한쪽, 즉 S자 경계의 내 쪽에는 가브리엘이 나에게 던졌던 그 짐차와 나, 그리고 다른 물건들이 있었다. 이것은 나 아닌 것의 표상이었다. 자신의 정체성을 일부나마 확립함으로써 나로부터의 분리를 이루어냈음을 보여주는 완벽하게 의도된 메시지였다. 또한 재침범되는 것에 대한 방어였다. 아울러 선을 넘어온 것들이 있었는데, 이는 아이가 있는 곳에서 내 쪽으로 온 차들이었다. 그리고 아이는 "아무도 어떻게 하는지 몰라…"라는 투의 이야기를 했다.

마침내 아이는 어떤 일이 일어났다고 분명히 느꼈다. 왜냐하면 아이가 노래를 부르기 시작했는데 내가 아이가 속에 지닌 무언가에 대해 말하자, 아이는 "그것들은 감춰져 있어"라고 말하면서 문장을 마무리했기 때문이다. (나는 아이 자신의 고유한 표현이라고 특별히 기록해 두었다.) 가브리엘은 혼잣말했다. "남자애는 여자애랑 같이 가려면 여자애랑 같이 있어야 해. 내 친구 리처드, 그리고 새라"(그리고 다른 소녀들의 이름). 집들이 늘어서서 만든 선과 자동차가 늘어서서 만든 선이 한쪽 끝에서 만났다. 소녀들 중 한 명은 클레어[7]라고 불렀다.[8] 나는 이것이 여름휴가와 연관이 있다고 생각했다. 가브리엘은 나에게 클레어가 살던 장소에 대해 말하고 있었다.

가브리엘 저기는 내가 가끔 가는 곳이에요. 근데 이제 안 가요.

거기에는 볼거리가 돌고 있어서 갈 수 없게 되었다고 말했다.

가브리엘 그래서 걔네들한테 가고 싶지만 이제는 못 가요. 걔네들을 볼 수 없었고 걔네들도 날 보러 못 왔어요.[9] 어떻게 해야 할지 모르겠어요. 그래서 학교에 놀러갔죠. 그건 좋았어요. 볼거리 때문에 모두 엉망이 되었어요. 애들은 밖에도 못 나가고 목욕도 못 해요. 나가고 싶은데…. 볼거리 때문에 안 된대요. 엄마는 내가 엄마한테 감기가 옮을지도 모른다고 걱정해요. 그래서 엄마가 '안 돼'라고 말했고 내게 물었는데, 나는 끔찍하게… 어떻게 해야 할지 모르겠

7 우연하게도 위니코트 부인의 이름이 클레어였다.

8 위니코트 부부는 피글의 집을 수차례 방문했고, 피글이 위니코트 부인의 이름을 알고 있었을 가능성이 높다(옮긴이).

9 '이 격리라는 주제는 나와 나 아닌 것 사이의 방어적 경계와 같다'(위니코트 메모).

어요.

나　무슨 말인지 잘 모르겠어(나는 정체성의 확립이라는 관점에서 해석했다).

가브리엘　지금 그 예쁜 배는 어딨어요? 배를 어디다 두었지? (우리는 배를 찾았지만 찾을 수 없었다.) 양동이 안에 있나? 아니, 그럴 리가. 내 손이 더러워졌어. (손에 배를 쥐고 있었다.) 근데 다른 배들은 어디 있지? 어디로 간 거야…. 앗! 여기 하나 있다! 원래는 배가 어디 있는지 알았었는데…. 나 아저씨도 익숙했는데 이제는 아니에요. 이제 다 자랐거든요. 어른들은 걷고 말도 해요.

그러고는 공작새[10]에 대한 이야기가 오고갔다.

가브리엘　근데 걔네들은 이해 못 해요. 그건 '바아(baa)'[11]야. 공작새는 '아니'라는 것처럼 머리를 흔들어요. 걔네들은 '아이고, 안됐네(oh, dear)'라고 말하지 않아.[12]

..

10　'공작새=위니코트'(위니코트 메모). 공작새(peacock)의 'cock'과 위니코트의 'cot'을 연결시키는 것으로 보인다(옮긴이).

11　공작새가 우는 소리를 나타내는 것으로 보인다(옮긴이).

12　앞의 "나 아저씨도 익숙했는데 이제는 아니에요"라는 말을 포함해서, 위니코트에게 이해받지 못한 경험에 대한 전이적 맥락의 표현이 반복되고 있다고 볼 수 있다(옮긴이).

가브리엘은 어떤 때 '아이고, 안됐네'라 하는지 보여주기 위해 노래를 불렀다. 그러고 나서 배의 머리 부분을 자신의 반대쪽으로 돌려서 배들을 쪽 배열했다. "이 모든 배에 누가 들어가요?" 이제 가브리엘은 배와 관련된 노래를 불렀다. 배를 다시 배열했고, 나는 나뭇조각을 배열하면서 말했다. "우리 둘 다 배를 만들었네. 이제는 정리를 할 거야. 근데 너는 왜 나한테 배를 이렇게 많이 줬니? 재밌네."

가브리엘은 자기 맞은편을 향해 나열된 많은 배들로 놀이를 계속했다. 더 멀리에는 비슷한 방식으로 차들이 줄지어 있었고, 아이 쪽의 많은 다른 것들이 이룬 선이 나와 짐차를 분리하고 있었다. 아이 쪽의 모든 것들은 서로 닿지 않도록 조심스럽게 배열되었다.[13] 가브리엘은 다양한 색깔의 차를 가지고 있는 것과 관련된 노래를 불렀다.

가브리엘 이 끈은 어디다 쓰는 거예요? 우선 여기에 놓을래요.

나는 그것을 딱 맞게 잘라야만 했고, 가브리엘은 방을 가로지르며 기관차를 끌었다.

가브리엘 가위는 어디로 갔어요? (나는 칼을 사용했다.)
나 위층에 두고 왔어. (나는 항상 주머니 안에 가위를

··
13 '방어: 산것과 죽은 것 사이의 이질적 내적 대상을 통제하고 있다'(위니코트 메모).

가지고 있다.)

가브리엘은 장난감으로 돌아왔다.

나　　　　집에 갈 준비가 되었구나. (아이가 정리하는 것을 보았기 때문에 이렇게 말했다.)
가브리엘　집들은 어디에 놔야 해요? (등등.)

가브리엘은 나에게 기차를 주었고 다른 물건들을 내 쪽으로 던지기 시작했다. 어찌됐든 나는 그 장벽 너머 반대편에 있었기 때문이다. "거기로 가요"라고 여러 번 말하며 던졌는데, '거기'를 여러 번 반복했다.[14] 아이는 '상자 안에 있는 나'에 대한 생각을 이 놀이에서 전달했다. 가브리엘은 자신이 좋아하는 것을 나에게 가지라고 주었다.

가브리엘　내가 다시 왔을 때, 선생님이 이거 다 정리해두었으면 좋겠어요.

가브리엘은 무엇인가로부터 자유로워진 것 같았고, 나는 이것을 기록으로 남겼다. "마침내 자유를 얻었다"라고. 그것은 바바카와 관련이 있었다. 가브리엘이 말했다. "잠

··
14 '위니코트는 거기에'(위니코트 메모).

깐만! 이제 이거 내가 다 치울 거야. 이제 됐지." 가브리엘은 차들을 매우 조심스럽게 치웠다. "차를 망가뜨리고 싶지 않아요." 그러고는 기차가 몇 개인지 세었다. "기차에는 뭐가 제일 좋을까?" 가브리엘은 그것들을 보기 좋게 정렬해 놓았다. "장난감들을 정리하자." 그러고 나서 가브리엘은 돌이 있는 곳으로 왔다. "자, 엄마를 치우자.[15] 위니코트 아저씨, 이거 어디다 둘까요?" 가브리엘은 계속 말했다. "깨끗하게 치우자." 그런 다음 가브리엘은 옵트렉스 세안제 컵을 가지고 놀았다. "장난감들 사이에 누가 이 어두운 것을 둔 거야?" 가브리엘은 놀이를 거의 끝내는 듯했고, 끈 뭉치를 가져와 바구니 안에 넣었다. 남은 것들을 모두 담는 상자가 하나 있었다. "이제 됐다. 이건 어디에 두지? 이제 좀 깨끗해졌어." 한 개의 상자가 남아 있었는데, 그것도 정확히 있어야 할 곳에 놓았다. "이제… 이제는 바닥을 정리해. 이 카펫 되게 좋다. 이거 누가 줬어요? 딱딱한 카펫은 별론데… 그냥 안전하라고 있는 거야. 이 매트 재질이 너무 좋아요. 그리고 이것도 좋고 (의자로 가며) 이것도 좋고…."[16] 가브리엘은 쇼파로 가서 쇼파와 쿠션의 재질을 살펴보았다. 더 앞으로 가더니 "이 의자 엄청 좋다!"라고 말

15 이 회기의 초반부에 가브리엘은 종이봉투에 돌을 두 개 담아왔고, 그중 큰 돌을 '검은 엄마'와 연관시켰다. 그래서 여기에서 돌을 엄마라고 부르고 있다(옮긴이).

16 '외부 대상의 관찰, 객관성'(위니코트 메모).

했다. 그리고 아빠와 함께 집으로 돌아갔다.

논의

1. 곤경 때문이 아닌, 있는 그대로의 가브리엘.
2. 나와 나 아닌 것에 대한 명확한 구분.
3. 서로간의 의사소통을 실험함.
4. 격리. 나와 나 아닌 것 사이의 방어벽.
5. 외적 대상의 통제로서의 정리.
6. 객관성 대 외부 대상
7. 긍정적 전이는 부분적으로 현실(치료 속이 아니라) 의 위니코트 아저씨와 그의 방(아내)에 대해서 생겨나 있다.
8. 그 '검은 현상'들은 가브리엘의 실제 외부세계의 대 상이 지닌 측면이 되고, 가브리엘로부터 분리될 것이 라 예상할 수 있음.
9. 박해적인 '검은색'은 조직화된 방어 안에 퇴행적으 로 융합된 것들의 잔여물에 속한다.

부모에게서 온 편지

가브리엘이 선생님을 다시 보고 싶다며 꽤 급하게 찾는

데, 요청할 때는 머뭇거리네요. 가브리엘은 저에게 선생님께 선물을 보내라고 합니다. 예전에 우리 집에서 일하다 떠난, 아이가 매우 좋아했던 분께도 선물을 보내고 싶어 합니다.[17]

검은 엄마라는 주제는 다른 방식으로 갑자기 튀어나오고 있습니다.

"요즘은 검은 엄마한테 편지를 못 썼네…. 검은 엄마가 나한테 뭔가 자라는 예쁜 꽃병도 줬는데."(와티 부인은 우리의 사랑을 받았던 가정부인데, 그 여사님이 아이에게 유리 화병에 담긴 구근 식물을 준 적이 있습니다.)

"나는 검은 엄마가 무서워. 돈을 안 드렸단 말이야. 나한테 예쁜 나무 컵을 줬는데."

검은 엄마에게 돈을 지불하는 것과 관련된 언급은 반복되었습니다.

최근에 아이는 다시 잠들기 힘들어합니다. 아이는 자신의 인형, 곰, 그리고 책 따위를 모두 침대 위에 놓아두려고 합니다. 그러다 보니 침대가 좁아져서 정작 아이를 위한 공간은 거의 없습니다. 낮시간에는 제멋대로 행동하는 경향이 있습니다. 마치 우리의 권위가 아무것도 아니라는 듯 말입니다. 이러한 행동에 단호한 태도를 취하거나 우리의 주

••

17 감사하는 것은 분리와 현실 원칙을 수용하는 것을 의미함. 환멸(disillusionment)의 성과.

장을 분명히 하는 데 미숙함이 있었던 것 같습니다. 그래서 이를 바로잡기 위해 노력하고 있습니다. 그러나 때때로 가브리엘은 다시 괜찮아지고, 사실 아주 잘 지냅니다.[18]

..

18 질환에서 회복하는 아이를 다루는 어려움. 문제는 언제부터 아이가 정상이라는(병리적 초자아 상태로부터 가족 환경 속에서 자발적인 아이로 회복했다는) 가정 하에 단호하게 대할 것인가 하는 것이다.

여덟 번째 회기
(1964년 12월 1일)

가브리엘(이제 3세 3개월)이 들어와서 말했다.

"나 먼저 이 장난감을 가지고 놀 거예요. 그리고 이 멋진 (nice) 작은 장난감도 가지고 놀 거예요."

아이는 매우 큰 플라스틱 군인 인형을 가져왔다.

"좋아. 이것들을 이 멋진 마을에 놔야지."

나는 형편없는 것(nastiness)도 있다는 식으로 말했다.[1] 아이는 짐차를 가져와서 말했다. "이거 좋네요. 수잔에겐 강아지도 있어요." 가브리엘은 끈 하나를 가져와서 짐차를

1 '형편없음을 부인하는 주제'(위니코트 메모).

작은 기차에 고정할 수 있다고 말했다. "우리는 기차 안으로 갔어요." 그러고는 그 기차를 우리 뒤에 두었다. (이건 재미있었다. 그리고 이 자료에는 항문기적인 측면이 있음을 암시하는 것들이 있었다.)[2]

"위니코트 아저씨는 기차를 정말 많이 가지고 있네요." 가브리엘은 나에게 끈 묶는 것을 도와달라고 했다.

가브리엘 이거 좋아요! 나 여기 오후에 올 수 있었는데… 그렇지요? 그러면 좋았을 텐데. 그냥 아저씨를 만나려구요. (아이는 기차 뒤에 더 많은 기차들을 놓고 있었다.) 그거 멀리 밀지 마요. 기차 말이에요.

나 위니코트 기차들이 사는 곳은 어딜까? 여기야 아니면 가브리엘 안이야?

가브리엘 (아이가 가리켰다) 저기 안에. 이 기차 안에서는 무슨 일이 일어나고 있을까? 그리고 여기서는? (아이는 객차에 달린 고리를 발견했다.) 내가 기차로 눌러서—하!하!하!—군인을 납작하게 만들었어, 거의 울 뻔했지요. 걔는 우리집에서 왔어요. 오, 거기 뒤에 멋진 기차가 있어요. 위니코트 아저씨, 역은 어디에요? (나는 두 개의 울타리를 세웠다.) 그래. 역

---

2 내장 같은 기차 안으로 들어가는 일에 대한 서술, 그리고 기차가 똥처럼 뒤에 매달려 있는 놀이에서 위니코트는 항문기적 주제를 발견하는 것으로 보인다(옮긴이).

은 저기다! (아이는 객차들을 연결하고 있었다.) 이게 기차역이야. 위니코트 아저씨가 나를 도와주네. 저건 뭐예요?

나   짐과 물건들을 놓아두는 곳이지.

가브리엘   여기 오래된 기차가 있네. 기관차가 커다래요. 나 새 구두 신었어요. 이건 짐을 싣는 화물차야. 이건 여기에 놓는 게 더 좋겠다. (그러고는 화물차들과 짐들을 배열했다.) 수잔은 너무 짜증 나요. 퍼즐할 때, 수잔이 와서 방해해요. 내가 자꾸 쫓아내도 또 와. 귀찮아요. 수잔은 더 커야지 내가 하는 것을 할 수 있을 거야. 그런데 수잔은 계속 와서 방해해요. 가까이 안 오고 내 물건을 뺏지 않는 새로운 아기가 있었으면 좋겠어요.

나는 가브리엘을 겁게 만드는 무언가에 대해 이야기했다.

가브리엘   안 돼요. 그러면 아기가 운단 말이야. 그러면 내가 소리 지르고 되게 짜증 나서 소리를 더 크게 질러요. 그러면 아기가 다시 울어요. 그러면 엄마랑 아빠가 와서 짜증 내요. 아기는 키코(Kiko) 같아. 그건 프랑스에 사는 야생곰이에요. 그 둘이 예전에 키코 같은 곰을 낳은 거야. 다정한 엄마 키코가 있는

데 아기는 우리 밖에 있고 엄마는 우리 안에 있어
요. 엄마는 엄마 안에 아기가 있는 것처럼 되게 컸
어요. 아기 키코는 우리 안에 있지 않았어요. 원숭
이도, 사자도, 곰도 다 그래요.

나 또 누가 그러니?

가브리엘 소도 아니고 기린도 아니에요. 뱀은 맞는 것 같아
요. 개도 그런 거 같아요. 아니다. 고양이는 그래요.
우리한테 검은 고양이가 있어요. 매일 밤마다 날 보
려고 와요. 아파트에 가는데 거기에 그 검은 고양이
가 있어요. 내가 쓰다듬어 줘요. 가끔 그 고양이가
우리집 안에 있기도 해요. 엄마가 고양이에게 먹을
것을 줘요. 이건 뭐 하는 데 쓰는 거예요? (집의 구
부러진 끝부분을 가리키며) 이건 왜 이렇게 된 거예
요? 아. 구부러진 나무로 만들어졌구나.

나 구부러진 남자가 만들었어. (여기서 그 동요[3]가 떠
올랐으나 잠시 접어둠.)

이때 가브리엘은 플라스틱 남자 인형을 먹고 있었다. 나
는 가브리엘이 나를 먹고 싶기 때문에 그 남자를 먹는다고
말했다.

..
3 〈There was a crooked man〉이라는 영국 동요를 의미하는 것으로 보인다. 가사에
crooked house, crooked man, crooked cat이 등장한다(옮긴이).

나　　　　만약 네가 나를 먹는다면 네 안으로 나를 데려가는
　　　　　거야. 그러면 집으로 가는 게 싫지 않겠지.[4]

가브리엘　이 남자를 어디에 앉힐까요? 작은 집에 들어가도
　　　　　좋겠다. 구부러진 것 말고, 이 집(교회)이나 이 집.
　　　　　이건 진짜 좋네요.

가브리엘은 양에 기대어 앉아 기차 옆에 있는 군인을 계
속 쳐다보았다.

가브리엘　이건 바보 같은 개야(새끼 양). 누가 목에 리본을 맸
　　　　　지? 귀엽다. 나도 저거 묶을 수 있어요. 근데 아기는
　　　　　못 해요. 수잔도 못 해요. 나 가끔 내 아기 예뻐 보
　　　　　이게 하려고 작은 드레스를 묶어줘요. 그리고 함께
　　　　　쇼핑도 갔어요. 어! 이거 누가 그랬지?(다른 인형,
　　　　　파우누스). 얘네들은 안 서네… 아 됐다! 멋진 개들
　　　　　인데!

가브리엘은 그 인형들을 세웠고, 우리 사이에서 인형들

4　위니코트의 해석의 맥락이 변하고 있다. 샤인버그(Szajnberg)는 위니코트가 여섯
번째 회기 무렵까지는 클라인 식의 해석을 하다가, 이후에 조금씩 놀이의 방식과 해석
의 맥락이 그만의 방식으로 변해간다고 지적한다. 그는 위니코트가 치료 초반에는 자
신이 몸담은 전통인 안나 프로이트와 멜라니 클라인의 방식으로 사유하다가, 조금씩
자신만의 방식을 발견해간다고 언급하면서 위니코트가 스스로 거짓자기에서 벗어나
참자기를 찾아가고 있는 것 같다고 쓴다(옮긴이).

은 컹컹 짖었다. 나는 가브리엘과 수시 아기에 대해 말했다.

가브리엘 수잔이 막 짜증내는 거 알아요? (그리고 가브리엘
은 짜증난 소리를 냈다.) 수잔은 진짜로 짜증내고
막 울어요. 나는 조금 짜증나면 조금 우는데. 나는
밤에 손가락을 입에 넣고 울어요. 입을 열고 울어야
해요. 이건 어디 있던 거예요? 작은 차에 있던 바퀴
인가 보다. 이 바구니는 여기에 있어야 하는데. 이
집들 좋다. 내가 개를 위해 작은 집을 만들 거예요.
집은 모두 개를 위한 거예요. 개들은 집 안에서 싸
워요. 여기 다른 개가 들어와요. 여기 또 다른 집이
있네. (그것은 분리된 집이었다.)

나는 가브리엘이 수잔과 싸우니까 분리된 방이나 분리
된 집이 필요하다고 말했다.

가브리엘 내가 크면 엄마가 나이 먹기 전에 내가 먼저 나이를
먹을 거예요, 엄마가 늙기 전에 말이에요. 이건 뭐
하는 거예요? (가브리엘은 다시 한 번 파란색 세안
제 컵을 들고 살펴보았다.) 만약 엄마가 늙으면 나
도 늙을 거예요.[5] 그것을 작은 집으로 만들어요. 그

··
5 '불안의 내용. 아마도 동생에 대한 증오'(위니코트 메모).

러면 모든 개들이 와도(다시 말해서 개들은 각자의 집을 가지고 있다) 싸우지 않을 거예요. 개들은 싸우고, 짖고, 무서운 소리를 내요. 아빠가 나랑 같이 빨리 집에 가고 싶어할 것 같은데요

나   너 이제 무섭지 않아?

가브리엘   검은 수잔이 무서워요. 그래서 아저씨 장난감이랑 노는 거예요. 수잔 미워요. 그래요, 걔가 내 장난감들을 빼앗아 갈 때만 너무 미워요.[6] (암시된 것: 위니코트 집에서 가브리엘은 장난감들을 사용할 수 있다. 그리고 수잔은 배제되어 있다.) 이 집 너무 예쁘네요. 수잔은 옷을 잘 입으면 되게 이뻐. 수잔은 이 집을 좋아할 걸, 수잔이 뭐 하는지 알아요? 수잔이 나를 좋아할 때는 나한테 와서 허리를 굽히고 '아아'라고 하면서 뽀뽀해요. 엄마가 시내 나갈 준비할 때, 수잔은 그걸 좋아하고, 그럼 수잔은 나를 좋아해요.

나   너는 수잔을 미워하면서 사랑하는구나.[7]

가브리엘   우리가 진흙 놀이를 하면 우리는 둘 다 검게 돼요.[8]

‥

6 가브리엘은 동생에 대한 미움을 편안하게 표현하고 있다. 이제 동생에 대한 양가감정을 모두 인식할 수 있다. 그래서 '좋아한다'고 말할 수 있다(옮긴이).

7 '양가감정이 드러남'(위니코트 메모).

8 '진흙은 배설물이다. 즉 융합된 사랑'(위니코트 메모).

같이 목욕하고 같이 옷도 갈아입어요. 가끔 엄마는 자기랑 수잔이 진흙투성이라고 생각해요. 나는 수 잔을 좋아해요. 아빠는 엄마를 좋아해요. 엄마는 수 잔을 가장 좋아해요. 아빠는 나를 가장 좋아해요. 나가서 아빠한테 좀 더 있고 싶다고 말할까? 나 문 못 여는데. 어. 됐다.

가브리엘은 아빠에게 갔다가(시작하고 40분 후) 돌아왔 다. "위니코트 아저씨. 몇 시예요?" 나는 "5분 남았어. 문 닫자!"라고 말했다. (가브리엘은 그렇게 했다.) "이건 어느 쪽으로 돌려요? 나 옷 너무 많이 입었다." (입은 옷이 몇 벌인지 세었다.) "너무 더워. 마치….." (이 말을 여러 번 반 복했다.) "수잔은 벗고 싶을 때 아무 때나 옷을 벗어 버리 는데. (아이가 끈을 가져왔다.) 우리 이거 기차에 놔도 되 겠다. 놀고 싶을 때 우리는 '둥글게둥글게 놀이'[9]를 해요. 아저씨 이것 좀 고쳐줘요." (내가 고쳐주었다.) "우리 이거 자를 수 있겠다. 그것 좀 잘라줘요! (잘라준다.) 고마워요 위니코트 아저씨."

가브리엘은 기차와 끈을 가지고 놀았다. "저게 더 나아. 이건 너무 작아. 허리를 조금 굽혀야겠어." 가브리엘은 자

••
9 'ring-a-ring-a rose.' 아이들이 손을 잡고 노래를 부르며 둥글게 돌다가 노래 끝에 재빨리 앉는 놀이(옮긴이).

기가 타고 온 진짜 기차에 대해 나에게 말했다. 그 기차는 아주아주 강한 끈으로 움직여야 한다.

가브리엘 우리 놀아요…. (거기에는 군인 피규어가 담긴 짐차가 있었다.) 수잔은 때로 물건들을 뒤집어놔요. 나는 그래도 화내지 않아요. (기차를 밀어낸다.) 오… 아저씨. 내가 정리할까요? 내가 정리하면 좋겠어요? (명백한 암시.)

나 내게 맡겨.

가브리엘은 나를 흐트러지고 엉망진창인 상태에 남겨두고, 아빠와 함께 가버렸다.[10] 이러한 행동은 조심스럽게 정리정돈하고 혼돈을 부인했던 이전의 행동과 비교된다. 어지럽고 더러운 것, 내부에 있는 것, 자제하지 못하는 것과 광기 등을 참아내는 나의 능력에 대한 가브리엘의 신뢰가 자라나고 있다는 것을 보여준 것이었다.

논의

1. 핵심단어는 멋짐(nice), 지저분함(nastiness)의 전조. 지저분함=공격적 축출과 사랑으로 주는 일의 융합=

---

10 최초로 가브리엘이 정리를 하지 않고 떠난다(옮긴이).

어떻게 받아들여지느냐에 대한 의존.

2. 함입을 통해 상실을 다루기 시작함, 그리고 그 결과. 불안과 내적 대상에 대한 지지. 방어: 자기 외부에 대한 장식(리본-목).

3. 이질적인 것으로부터 내적 대상들이 해방됨. (방어: 이전의 회기들을 보라.)

4. 양가감정과 진흙.

5. 처음으로 어지럽혀놓고 나를 떠남.

아빠에게서 온 편지

집에 오는 중에 가브리엘은 오랜 시간 '작은 바바'였습니다. 엄지손가락을 입 안으로 쑤셔 넣었고 '브ㅡ바'라는 말만 했습니다(아이는 요즘에 엄지손가락을 많이 빠는데, 이는 수잔이 태어났을 때부터 시작되었습니다).

집에 도착한 가브리엘은 수잔을 보고 싶어했고, 수잔이 잠들어 있자 거의 울 뻔했습니다. 아이는 점심을 먹기 전에 퍼즐을 하겠다고 고집을 부렸습니다. 뭔가를 맞추는 것이 아이에게 있어서는 중요한 의미가 있는 것 같습니다.

오늘 아침, 아이는 검은 수잔에 대한 꿈 때문에 몸을 떨면서 일어났습니다. 그 검은 수잔은 "나를 피곤하게 만들려고 해. 계속 울어서 나를 못 자게 해"라고 말합니다.

부모에게서 온 편지

선생님께서 가브리엘을 만나기 전에 기록해둔 것입니다.

며칠 전, 가브리엘은 "내가 검은 엄마한테 돈을 냈어"[11] 라고 두세 번 반복해서 말했습니다.

(엄마의 기록) 검은 엄마에게 돈을 낸다는 점이 항상 걱정스럽습니다. 검은 엄마를 조용하게 만들고, 자신을 검게 만들지 못하게 하기 위해 아이가 소중한 에너지와 자신의 일부를 이용하여 회유하고 있는 것 같습니다. 이러다가 좋은 것과 검은 것 사이의 혼란을 막기 위한 경직된 방어로 이어지지는 않을지, 실제 혼란이 일어나지는 않을지 궁금합니다.

검은 엄마는 진정되었습니다. 그렇다고 해서 가브리엘이 더 일찍 잠들지는 않았습니다. 이제는 검은 수잔 때문에 힘들어합니다. 가브리엘은 저를 좋아하기 때문에 밤에 저한테 오기는 하지만, 가브리엘은 검습니다.

사실 수잔은 가브리엘에게 상냥하지만, 자신이 무언가를 원할 때는 굉장히 강압적입니다. 무자비하게 침범하기도 하지요.

---

11 '돈을 냈어'의 의미: '나는 진흙, 똥, 난장판을 남겨 두었는데, 그게 받아들여졌어'(위니코트 메모).

엄마에게서 온 편지

가브리엘은 몇 번이나 선생님을 찾았습니다. 눈에 띄게 좋아지기는 했지만, 최근에는 밤에 걱정을 하기 시작했고, 낮에도 완전히 자기 자신이 아닌 것 같습니다.

아이는 자기를 자기 이름이 아닌 수잔(동생의 이름)으로 불러 달라고 요구합니다. 그리고 계속 엄지손가락을 빨고, 무기력해지고 세상에 흥미를 잃었습니다. 어젯밤에는 저를 다시 불렀습니다.

"뭐 걱정이라도 있니?"

"나 자신이요. 내가 나를 죽게 해야 하는데 그러고 싶지 않아요! 내가 너무 이쁘단 말이에요."

가브리엘은 또한 내가 죽었으면 좋겠다고 이야기했으며, 아빠랑 자는 것에 대해 이야기합니다. 그리고 "그런데 '나는 '이' 엄마를 원해'라고 생각했어요"라고 했습니다.

아이는 "위니코트 선생님은 아이를 좋게 만드는 것을 아주 잘해"라며 수잔도 선생님에게 데려가고 싶어 합니다.[12]

가브리엘은 그림 그리기와 같은 행동을 할 때, 금방 좌절하고 모든 것을 엉망으로 만들어버립니다. 아이는 청소를 하거나 무언가를 더 낮게 만드는 것을 좋아합니다.

••
12 수잔이 두 살이 되자 가브리엘은 자기가 두 살 때 위니코트에게 왔듯 수잔도 와야 한다고 생각하는 것일 수 있다(옮긴이).

위니코트가 부모에게 보내는 편지

가브리엘에게 바로 시간을 낼 수 없어서 죄송하게 생각합니다.[13] 요즘은 시간 내기 참 어려운 시기입니다. 비록 가브리엘을 바로 만날 수는 없지만, 저 역시도 가브리엘을 만나고 싶어한다는 것을 아이에게 알려주시면 좋을 것 같습니다. 만약 제가 가브리엘을 잊고 있다고 느껴진다면 언제라도 편지나 전화를 주세요. 가브리엘에게 제 애정을 전해주세요.

부모에게서 온 편지

가브리엘은 다급하게 선생님을 만나고 싶어했고, 최근에는 매우 우울해 보입니다. 저희는 선생님께 이것을 알려야 한다고 생각했습니다.

지난 저녁, 가브리엘은 선생님을 만나기 위해 런던으로 가는 저녁 기차를 알아보라고 했습니다. "나는 더 이상 기다릴 수 없단 말이야!"라고 말하면서요.

아이가 점점 더 잠자리에 드는 것을 힘들어합니다. 그 이유는 '자라고 싶지 않아서'라고 말합니다. 어른이 되어 아기를 갖고 싶지 않다는 것이지요. (이전에는 아기를 원한

••

13 위니코트는 '요구에 따른' 분석이라고 했지만, 현실적으로 분석은 가브리엘의 요구에 따라 이루어지지 못했다. 위니코트가 많이 바빴고 건강도 좋지 않아서, 위니코트가 시간이 날 때, 혹은 엄마가 원할 때 만나는 일도 잦았고 그 사이 가브리엘은 많이 힘들어했다(옮긴이).

다고 했었는데 태도가 변했습니다.) 하지만 최근에는 "나는 살아있는 걸 느끼고 싶어"라고 말하며, 그래서 잠자기 싫다고 합니다.

아이는 자신의 엄지손가락을 항상 빨고, 슬프고 지친 듯 보입니다. 또 아침에 매일 일찍 일어나고, 밤이 되면 '검은 엄마'에 대해 걱정합니다.

그래서 우리는 선생님께 편지를 써주겠다고 약속해야만 했습니다. 아이를 위해 뭔가를 해야 한다고 느낍니다. 가브리엘이 오늘 아침에 그린, 선생님께 당장 보내기를 원했던 그림을 동봉합니다.

부모에게서 온 편지

가브리엘을 위해 시간을 내주신다니 정말 다행입니다. 선생님을 만나러 간다는 이야기를 듣는 것 자체로 아이는 크게 변화하는 것 같습니다.

"그러면 모든 걱정을 없앨 수 있어요. 근데 시간이 충분치 않아요."

아이는 그날 아침으로 손가락 빼는 행동을 멈추었습니다.

가브리엘에 대한 특별한 고민을 선생님과 함께 나누고 싶은데, 어떻게 표현할지 잘 모르겠습니다. 아이는 자신의 정체성에 혼란을 느끼는 것 같아요. 아이는 수잔의 엉덩이를 깨물었다는 것을 부인하는 등 자기 자신을 부인해요. 또는 수잔이 되어서, 자기 이름으로 불리기를 거부하고, 바닥을 진흙투성이로 만들고 징징거립니다.

아이는 놀라울 정도로 성숙한 측면을 지니고 있습니다. 이러한 모습에 대한 저희의 반응 때문에 자기가 지닌 다른 측면을 통합하는 데 어려움이 있는 것 같습니다.

아이가 감기에 걸려서 심하게 기침을 합니다. 아이를 데려갈 수 있어야 할 텐데요.

엄마의 기록

저는 아이가 왜 정체성을 찾는 데 어려움을 겪는지 그리고 왜 피글이 아닌 엄마나 수잔이 되어야 하는지 아직도 잘 모르겠습니다. 아이가 자신의 코를 닦을 때, 아이는 수잔의 감기에 대해서 말합니다. 한번은 사람들이 피글을 불러 어떻게 지내냐고 물었는데 피글은 수잔에 대한 이야기만 했어요. 이런 아이의 모습이 전에 선생님과 헤어지며 "나는 선생님께 나쁜 걱정을 넣어놓고 좋은 걱정만 가져와"라고 했던 것과 연관이 있을지 궁금합니다.

아홉 번째 회기

(1965년 1월 29일)

가브리엘(만 3세 4개월)은 곧장 방으로 들어가 장난감이 있는 곳으로 갔고, 아빠가 대기실로 가게 허락했다.

가브리엘 이거 여러 번 봤었는데…. (작은 장난감 더미에서 부드러운 동물 중 하나를 꺼낸 후, 기차를 집으면서) 이거 화물차에 딱 맞는 거네. 수잔은 가끔 아침에 막 난리 쳐요. 그러면 내가 어른들을 불러요. "수잔이 난리 쳐요." 그러면 수잔이 "커다란 우리 언니도 일어났어요"라고 해요. 수잔은 밤에 엄마 아빠를 막 깨워요. 작은 괴물이에요. 엄마! 아빠! 수잔은 밤에도 젖병을 빨아요! (아이는 자기보다는 주로 수잔에 대해서 이야기하고 있다.)

이번 회기에서 가브리엘은 줄곧 장난감을 가지고 놀았다. "이건 하나도 안 맞잖아."(갈고리가 없는 화물차을 내게 보여준다.) "이건 다 좋은데…." 아이는 장난감 무더기에서 뭔가를 집었다. 나는 "세안용 컵이야"(그것은 아이가 항상 관심을 가져왔던 파란색 옵트렉스 세안용 컵이었다)라고 말했다. 가브리엘은 바구니에서 무언가를 꺼냈다. 가브리엘은 지독한 감기에 걸려서 휴지를 달라고 했고, 나는 휴지를 주었다. 그러나 대화에서 이에 대한 주제는 화물차에 대한 이야기와 뒤죽박죽 섞였다. 아이는 코를 닦으며 말했다. "수잔은 감기가 심해요."

나　　내일은 내가 재채기를 할 것 같아.

가브리엘　아저씨는 분명 내일 재채기할 거예요. 위니코트 아저씨, 이걸 여기서 고쳐야 해요.

나는 가브리엘이 여러 부분들로 무언가를 만들려 하고 있고, 이것은 수잔, 위니코트, 엄마, 아빠로부터 하나인 무엇을 만들어내는 것을 의미한다고 말해주었다. 이들은 아이 안에서 분리되어 있었고, 아이는 이를 하나로 묶을 수 없었다.[1] 이제 아이는 노래를 부르며 기차를 밀었고, 나무로 된 기관차 중 하나에 둘둘 감겨있는 실을 집었다. 아이는 실뭉치[2]에 대해 어떤 이야기를 했고, 나에게 도움을 요청했다.

가브리엘 실이 조금 있네. 이건 여기다 놔야지(아이는 혼잣말을 하고 있었다). 우리는 수잔을 정말 작은 괴물이라고 하기로 했어요.[3] 이제 수잔을 히커바웃(Hickabout) 부인[4]이라고 부르자. 사이먼과 키커바웃 왕이 석탄 난로 주변에서 둥글게 둥글게.[5] 어린 소녀가 밤나무를 태우네. 이 작은 아이는 시간을 너무 많이 잡아먹어요(수잔에 대해 아빠가 한 말이 분명하다). 검은 엄마에 대한 건데요. 검은 엄마는 매일 밤 와요. 근데 난 아무것도 할 수 없어요. 너무

••

1 '전체 대상에 대한 개념의 발달'(위니코트 메모).

2 내적 대상들을 '하나로 묶기' 위해 실뭉치가 등장하는 것일 수 있다. 위니코트의 다른 사례에서는 의자를 실로 연결하는 소년이 등장한 적이 있다(옮긴이).

3 원문은 'We have decided Susan is really a little monster.' 가브리엘이 비문으로 말하고 있다(옮긴이).

4 시골뜨기, 촌사람이라는 뜻(옮긴이).

5 동요: Old Sir Simon the king(늙은 사이번 경은 왕이지) / And Young Sir Simon the squire(젊은 사이먼경은 지주지) / Kicked Mr. Kickabout(키커바웃씨를 차버렸네) / Round about our coal fire(우리의 석탄 난롯가에서)

까칠하거든요. 그리고 내 침대에 올라와요. 자기를 만지지도 못하게 해요. "안 돼, 여긴 내 침대야. 내가 이걸 가질 거야. 내가 여기서 잘 꺼야." 아빠와 엄마는 다른 방 침대에 있어요. "안 돼, 이건 내 침대야. 안 돼! 안 돼! 안 돼! 이건 내 침대야." 그건 검은 엄마야. 누군가 밴드를 연주해. 두 명의 장난꾸러기(다시 한 번 누군가가 가브리엘과 수잔에 대해서 한 말임이 분명하다). 아빠는 내가 못됐대요(vile).

위니코트 못된 게 뭐야?

가브리엘 그건 장난이 심한 사람이에요. 나도 가끔 말을 잘 안 들어요. (기차로 런던에 온 것과 관련된 이야기가 있었다.) 우리는 지하를 통과했어요. 보세요! (아이는 부드러운 동물 인형을 잡았다.) 수잔은 가브리엘이 런던으로 떠나는 것을 슬퍼했어요. 오(노래하는 목소리) 언제 언니가 돌아올까? 수잔이 변기를 쓰면 내가 도와줘야 해요. 오늘 아침에 내가 변기 뚜껑을 열어줬어요. 수잔이 나한테 와서 응가 한다고 옷을 벗겨달라고 했어요. 저는 밤마다 걱정이 많아요. 검은 엄마 때문에. 난 내 침대를 원해요. 검은 엄마는 침대가 없어요. 방수포가 없어서 저는 분명 이불을 적실 거예요. 검은 엄마는 어린 딸들을 돌봐주지 않아요.

위니코트　엄마가 너를 어떻게 돌보는지 모르셨다는 말이구나?

가브리엘　엄마는 알아요. 엄청 무서운 검은 얼굴을 한 엄마 이야기예요.[6]

위니코트　검은 엄마가 미워?

가브리엘　무슨 일이 일어난 건지 모르겠어요. 이런, 검은 엄마가 나를 침대에서 강제로 쫓아냈어요, 그 침대는 진짜 좋은 침대인데. "아니야, 피글, 너한테는 좋은 침대가 없어." (여기서 아이는 경험 '안'에 들어가 있었다.) "아니야, 피글, 너는 좋은 침대를 가질 수 없어." 피글은 엄마한테 화가 났어요. "이런 못된 아이에게는 이런 형편없는 침대가 딱 맞아!" 검은 엄마는 나를 좋아해요. 검은 엄마는 내가 죽었다고 생각해요. 너무 끔찍해(모호할 수밖에 없는 말들). 나를 돌본다니 말이 돼? 아이나 아기들에 대해 전혀 모르는데 말이야. 검은 엄마는 아기에 대해선 조금도 몰라요.[7]

위니코트　엄마가 너를 키울 때는 아기에 대해서 잘 몰랐지. 하지만 네가 엄마를 잘 가르쳐줘서 수잔에게 좋은

6　'나쁜 엄마와 좋은 엄마의 분열'(위니코트 메모).

7　가브리엘이 성장하면서, 그리고 심리적인 억압이 가벼워지면서 엄마에 대한 부정적 경험들이 훨씬 풍성하게 표현되고 있다. 여기에는 동생이 태어나면서 어쩔 수 없이 엄마 옆 자리를 빼앗긴 경험에 더해서 엄마에게 충분히 사랑받지 못했다고 느끼는 것에서 기인한 엄마에 대한 비난이 담겨있다. 한편으로는 오이디푸스 경험이 아니라 상실 경험이 초점이 되자 가브리엘이 훨씬 풍성한 자료를 내놓고 있다고 볼 수도 있다(옮긴이).

엄마가 되었구나.

가브리엘　내가 뭘 사러 나가면 수잔은 엄청 슬퍼하고, 내가 돌아오면 엄청 좋아해요. 오! 엄마, 엄마, 엄마! (아이는 몹시 슬퍼하며 이렇게 말했다.)[8] 어디 가야 할 때, 슬퍼하면서 나한테 뽀뽀해주는 그런 언니는 난 필요 없어. 아저씨 뒤에 장난감이 있네요. 이건 꺼내기 어려워. 여기 집이 몇 개 있어요. 한번은 수잔이 밤에 날 깨웠어요.

위니코트　아…. 진짜 귀찮았겠다.

가브리엘은 기관차와 몇 대의 화물차를 연결하려고 했지만, 잘 맞지 않아 쉽지 않았다. 모호한 행동이 오랫동안 지속되었고, 이러는 동안 어떤 분명한 것도 진행되지 않았기 때문에 내가 조금 졸았던 것 같다. (이 부분에 대한 내 기록이 빈약한 것을 보니 그때 분명 집중하는 데 어려움을 겪었던 것 같다.) 아이는 기차와 바퀴에 대해 중얼거리다가 이렇게 말했다.

"나 추워. 장갑이 있었는데."

당시 내가 철수(withdrawal)했던 것을 짚고 넘어가야겠다. 그것은 가브리엘의 철수로 인해 회기의 자료 자체가 모

··
8　'지금은 상실된 자기와 좋은 엄마 사이의 접촉 경험(동생이 생기기 전). 상실의 경험. 좋은 경험의 기억'(위니코트 메모).

호해진 것과 관련되어 있다. 어떤 의미에서 나는 아이의 투사를 '받아'냈거나 혹은 아이의 감정에 '사로잡힌' 것이다.[9] 내가 졸렸다는 확실한 기록이 있지만, 뭔가가 진행되었다면 나는 분명 깨어났을 것이다. 이 흐리멍덩한 시기는 아이가 노란 전구 위에 호랑이를 그려달라고 말하는 것으로 끝이 났다.

가브리엘 이거 예뻐요. 전에 본 적 있어요. 아빠한테 보여줘야겠어요. 엄마는 오랫동안 아기를 원하지 않았는데, 그러다가 남자애를 원했는데 여자애가 나왔어요.[10] 수잔이랑 나는 어른이 되면 아들을 낳을 거예요. 결혼할 아빠 남자를 찾아야 할 거예요. 아, 여기 부츠가 있네. 선생님, 내 얘기 듣고 있어요? 여기 짐을 실을 수 있는 예쁜 화물차가 있어요.

여기에서 나는 오이디푸스 삼각관계 안에서 수잔에 대해 가브리엘이 소년의 위치에 있다고 생각하는 것에 관한

..

9 가브리엘이 엄마의 상실로 인해 철수했던 경험을 위니코트에게 투사하고 있는 것일 수 있다. 투사적 동일시가 일어나고 있다는 것을 위니코트도 막연하게 지각하고 있다. 위니코트는 상실의 측면을 회기 내에서는 다루지 않으나, '논의'에서는 이에 대해 언급한다(옮긴이).

10 가브리엘은 자기가 태어났을 때 제가 아들딸을 가리지 않았다는 것을 알고 있어요. 수잔 때는 이미 딸이 있었기 때문에 남자애를 원했던 건 사실이에요(엄마의 메모).

해석을 시도했다. 이어서 가브리엘은 "이건 내 침대라서 기차로는 위니코트 아저씨한테 갈 수 없어요. 아니지, 너는 사실 위니코트 아저씨한테 가고 싶지 않아. 아저씨는 나쁜 꿈에 대해 정말 잘 알아. 아니, 아저씨는 몰라. 아냐, 알아. 아니야, 잘 몰라.[11] (이것은 아이 자신과 자신의 또 다른 부분 사이의 대화였다.) 아저씨는 내가 검은 엄마를 없애는 걸 원하지 않아."

나는 하나의 꿈으로서의 검은 엄마에 대해 이야기했다. 검은 엄마는 꿈에 속한 것이고, 잠에서 깨면 검은 엄마와 실제 사람들이 확실히 구분된다는 것을 명확히 해주기 위해서 노력했다. 마침내 망상적으로 '실재하는(actual)' 내적 현실 대신에 꿈에 대해서 이야기할 수 있는 때가 온 것이다.

가브리엘 총을 들고 꼼짝도 안 하고 가만히 누워 있었어요. 검은 엄마를 쏘려고 했어요. 근데 그냥 도망가버렸어요. 사람들이 내게 무슨 짓을 하는지 알아요? 나는 자고 있었어요. 말할 수 없었어요. 단지 꿈이었어요

나 그래 그건 검은 엄마가 나오는 꿈이란다.

··
11 위니코트가 오이디푸스적 해석을 시도하자 다시 가브리엘은 위니코트가 잘 모른다고 말한다(옮긴이).

나는 가브리엘에게 나쁜 엄마가 진짜 사람이기를 원하는지 아니면 꿈속의 사람이기를 원하는지 물어보았다.

가브리엘 TV에서 총을 쏘는 사람들이 있는 거 알아요? (여기서 아이는 파우누스 인형의 배에 있는 구멍에 손가락을 여러 번 찌르면서 총을 '쐈다.') 이거 왜 웃긴 소리를 내는지 궁금해요. 누가 여기 안에 빨대를 넣었나봐요. 파우누스가 울고 있네. 얘는 아기를 만들 준비가 안 됐어요. 내가 보낸 카드 받았어요? 별 뜻은 없었어요. 내가 뭘 가지고 있는지 알아요? 도미노가 있어요…. (아이는 장난감 배를 가지고 놀면서 이웃 사내아이의 이름을 말했다.) 누가 총을 쐈어서 얘들은 서 있을 수가 없어. (녹색 화물차를 집어 들었다.) 이거 멋진 색이다. (아이는 흥얼거렸다.) 가끔 수잔은 나를 간지럽혀요.

이제 가브리엘은 "골골(Gaggaagur)" 소리를 냈다. 이것은 가브리엘과 수잔의 대화와 관련이 있었다. "이게 뭐야?"(그것은 울타리의 일부였다.) "위니코트 아지씨, 저는 여기 오래 있을 수 없거든요, 그러니 다음에 만날래요?"[12]
내가 졸았기 때문에 아이가 나에게 실망했다고 생각하

··
12 '아직 명확하지 않은 주제에 대한 불안'(위니코트 메모).

기 쉽겠지만, 사실 일어난 모든 일(내가 좋았던 것을 포함해서)은 가브리엘의 엄청난 불안과 연관되어 있었고, 그것이 분명한 의사소통을 불가능하게 만들었다. 불안은 분명히 검은 엄마에 대한 꿈과 관련이 있었다. 이때 나는 꿈에 대해 물었고 아이는 말했다.

"검은 엄마가 죽은 꿈을 꿨어요. 검은 엄마는 거기 없었어요."

이 시점에서 가브리엘은 뭔가를 했는데, 상당히 상징적으로 의미있는 행동이었다.[13] 회기의 전반적인 질이 변했다는 사실을 통해서 이것을 알 수 있었다. 마치 이 일이 일어나기 위해 다른 모든 것이 뒤로 물러난 것 같았다. 아이는 파란색 세안용 컵을 가져다가 입 속으로 넣었다 뺐다를 반복하며 빠는 소리를 냈고, 이것은 아이가 일반화된 오르가즘(generalized orgasm)에 매우 가까운 무언가를 경험하는 것이라고 말할 수 있었다.[14]

가브리엘 저는 검은 엄마를 아주 많이 사랑했어요. 바아

··
13 '분석 세팅에서 아이의 모든 행동 경험에 있어 중요한 것이다'(위니코트 메모).

14 반면 리브스는 'eye'와 'I'가 동음이의어인 것에 주목하면서, 가브리엘의 이 행동이 '안의 나'와 '밖의 나'를 구분할 수 있게 되는 상징적 순간을 의미한다고 해석한다. 즉 환상과 꿈속의 현실과 실제 현실을 구분하는 작업을 행동화하고 있는 것이다. 한편으로는 바로 앞에 엄마의 죽음에 대한 꿈을 이야기한 것에서 유추할 때, 상실을 훈습하는 놀이로 볼 수도 있다. 사라졌다 나타나기, 마치 프로이트의 포르트-다 놀이처럼(옮긴이).

(Baah). 멋져요. 누가 엄마를 쐈어요? 테디에게 총이 있었는데 부서졌어요. 검은 엄마는 나의 나쁜 엄마예요.[15] 나는 검은 엄마가 좋아요.[16] (이것은 놀이 형태로 보고되는 꿈이었다. 아이는 계속해서 예쁜 화물차에 대해 이야기했다.) 우리 놀아요.[17]

이때 내가 갈 시간이라고 말했다. 다시 말해서, 이 회기 동안 불안이 어떤 식으로든 극복되었으며, 양가감정을 획득하는 새로운 단계가 도래했다.

그날 저녁에 부모가 전화를 걸어 해줄 말이 있느냐고 물었다. 나는 이 회기를 이해하는 것이 어려웠지만, 모든 것이 이어져 엄마가 총에 맞아 죽는 지점에 도달했다고 말했다.[18] 이런 상황에서 검은 엄마는 이전에 상실한 좋은 엄마

..

15 '검은색은 이제 주관적 대상으로서의 엄마, 즉 양가적이 되기 전 단계의 빛나는, 하얗고 이상적인 엄마의 부정(negation)이 되었다'(위니코트 메모).

16 이제 가브리엘은 검은 엄마는 정신적 현실에 속하며, 꿈속에서 검은 엄마가 무섭더라도 현실에서의 엄마는 좋은 엄마 그대로 남아있다는 것을 인식한다(옮긴이).

17 지난 회기에 처음으로 정리하지 않고(불안해하지 않고) 위니코트를 떠난 가브리엘은 이제 회기의 끝에 "우리 계속 놀아요"라고 말한다. 이후 회기에서 놀이의 양상이 풍성하게 변해가는 것을 살펴보는 일은 흥미롭다. 위니코트는 피글과의 만남 이후에 출판된 『놀이와 현실』에서 "환자가 놀이할 능력이 없을 때는 해석이 단순히 쓸모없는 것이거나 혼동을 초래한다. 상호 놀이가 있을 때에만 그때에 마땅한 정신분석적 원칙에 따른 해석이 치료작업을 도울 수 있다"라고 쓴다(옮긴이).

18 엄밀하게 말하면 이는 가브리엘의 표현과 다르다. 가브리엘은 '쏘려고 했지만 그냥 도망갔다'고 했고, 바로 앞 대화에서도 '총이 있었는데 부서졌다'고 말했다(옮긴이).

이다. 세안컵으로 오르가즘을 경험했던 그 상황은 가브리엘이 상실했던 좋은 엄마와 함께 잃어버렸던 자신의 오르가즘 능력은 물론 상실한 좋은 엄마를 발견해낸 지점이다.

노트

이제 실제 엄마가 다시 회복되어 나타나 양가감정 속에서 요란스럽게 먹히고 총에 맞았고, 서로 연결되어 있으나 좋은 엄마와 검은 엄마로 분열(주관적인 것과 객관적으로 지각된 것 사이의 분열 때문에)되어 있던 더 원시적 엄마를 대체했다.

　며칠 후에 가브리엘의 부모가 전화를 걸어 가브리엘에 일어난 무척 커다란 변화를 알려주었다. 아이는 '더 풍성한 인간이자 진심인 아이'가 되었다. 이제 어린 여동생과 놀아주고 불안에 덜 시달렸다. 그 결과 수잔이 언니를 공격하는 일도 줄었다. 가브리엘은 이전보다 엄마에게 애정 표현을 더 많이 하고 훨씬 많이 함께 놀 수 있게 되었다. 아이는 문득 "나는 나쁜 걱정을 위니코트 선생님에게 두고, 좋은 것들을 받아들였어요"라고 말했다(새로이 분리된 정체성을 이용).

　이런 호전 상태가 3주간 지속되었다. 그러고는 다시 검은 엄마를 걱정하기 시작했다. 그 3주 동안 많은 호전이 있어서 부모는 용기가 솟았다. 가브리엘의 몸이 아프기도 했지만 과거 어느 때보다 더 활기찼고 동생과도 잘 놀아주었다. 아이는 "위니코트 아저씨 생일은 언제야? 선물을 보내고 싶은데, 그건 포장하면 안 돼"[19]라고 말했다. 한번은 엄마에게 다음과 같이 말했다. "엄마가 화낼 땐 검은 엄마가 돼." 하지만 가장 깊은 차원에서 검은 엄마는 원래의 좋은 엄마 또는 주관적인 엄마다.

논의

(심한 감기)

1. 내적 대상들과의 갈등 혹은 아이가 내적 정신적 현실에서 현재 경험하는 대상들과의 갈등.

2. 검은 엄마: 침대에서의 라이벌, "못됐다(vile)"는 개념.

3. 엄마의 분열된 한 측면으로서의 검은 엄마. 그 검은 엄마는 아이를 잘 이해하지 못하는 엄마이거나, 혹은 아이들을 너무 잘 이해하기에 부재하거나 상실되면 모든 게 검게 되어버리는 엄마.[20]

••

19 '포장하는 것은 여기서 방어기제에 의해서 모호해지는 것을 의미할 것이다. 철수한 상태에서 놀이의 의미가 모호했듯이'(위니코트 메모).

20 위니코트는 이처럼 부재와 상실의 차원에 대해서 인식하고 있지만 정작 회기 내에서는 이에 대해서 다루지 않다가, 다음 회기에 자신의 죽음을 언급하면서 비로소 이에 대해서 작업하기 시작한다(옮긴이).

4. 검은 엄마 안의 긍정적 요소. "엄마, 엄마, 엄마"라는 말에 담긴 슬픔=기억.

5. 회기에서 침체된 순간. 상호간에 일어남.

6. 검은 엄마는 이제 꿈의 언어로 나타남. 몽상(reverie)

7. 기억이 오르가즘의 특성(orgastic quality)을 동반한 성적인(erotic) 구강 경험으로 변화됨.

8. 사랑하는 검은 엄마의 죽음(총에 맞음). 이것은 상실된 엄마에 대한 분노이다. 대안으로서 격렬한 함입(incorporation)이 함께 일어난다.

9. 위니코트 선생님에게 주는 선물—포장하지 않은—즉, 개방적이면서 단순하고 확실한. (아기)

엄마가 쓴, 부모에게서 온 편지

가브리엘이 선생님을 만날 수 있게 저에게 편지를 써달라고 부탁했습니다. 종종 그랬듯 제게 이유를 말해주지는 않았지만 좀 다급해 보였습니다. 아이가 이런 부탁을 한 것은 제 생일 저녁이었어요. 아이는 제 생일을 즐겁게 보내기 위해 최선을 다했지만, 자신의 생일이 아니라는 이유로 몹시 속상한 듯 보였습니다. 저에게 여러 번 와서 때리는 시늉을 했어요. 아이는 잠도 못 이루었답니다, '제 생일' 때문에요. 지난번 선생님과의 회기 이후로 아이는 아주 잘 지내는 듯 보였습니다. 이전보다 훨씬 더 단호하고 확고하다는 인상을 줍니다.

유일하게 생각나는 부정적인 것은 엄지손가락을 빠는 것[21]과 어른들과 있을 때 횡설수설하고 흥분하면서 관심을 끌려 한다는 거예요. 아이들과 있을 때는 수줍어하면서 말이에요.

아이는 동생에게 매우 너그럽고 어느 선까지는 이해심도 많아요. 보고 있자면 제가 다 부끄러울 정도입니다.

지금껏 정말 중요한 얘기는 빼먹고 있었네요. 요즘 아이는 숨기는 것이 매우 많아졌고 마치 자기 안에서 사는 것처럼 보여요.

(이 편지를 쓴 후에, 가브리엘은 두 장의 그림을 선생님에게 보내 달라고 했습니다. 그림을 동봉했습니다. 봉투에는 '위니코트 아저씨에게 사랑을 담아'라고 적혀 있습니다.)

엄마에게서 온 편지

가브리엘이 전혀 이전으로 돌아가지 않고 있습니다. 훨씬더 일관된 모습을 보이는데, 가끔은 이런 모습이 아이의 단호한 의지에 의한 것처럼 보이기도 합니다.

아이는 매우 다급하게 선생님을 뵙고 싶어 했어요. "어

··
21 '엄지손가락을 빠는 것은 대상에 대한 오르가즘적 경험과 연결됨'(위니코트 메모).

떻게 하면 위니코트 선생님한테 아기를 데려갈 수 있을까? 수잔을 데려가고 싶어." 우리는 수잔이 어느 정도까지 가브리엘의 일부가 되었는지 궁금합니다. 가브리엘은 늘 수잔 이야기를 합니다. 사람들이 가브리엘에 대해 물어볼 때조차도, 수잔이 얼마나 대담하며 나쁜 짓을 해대는지에 대해서 이야기할 정도랍니다.

아이에 대해 걱정되는 부분을 이야기하자면 요즘 침울하게 엄지손가락을 빼는 행동과 갑자기 무분별하게 파괴적인 행동을 하는 거예요.[22] 이전에는 여동생과 달리 평소에 파괴적 행동을 한 적이 없거든요. 아이는 자신의 물건을 종류별로 분류하거나 청소하며 매우 조심스럽게 다루고 있어요. 그러다가도 무언가를 무너뜨리거나 찢을 때, 격렬한 감정은 전혀 없고 단호한 의지만 엿보이는데, 이때 갑자기 파괴성이 아이를 덮칩니다.

하지만 아이는 예전보다 훨씬 더 자주 창의적으로 놀고 있습니다.

..

22 '분열되고 융합되지 않은 공격성에 사로잡힘'(위니코트 메모).

열 번째 회기

(1965년 3월 23일)

가브리엘(이제 3세 6개월이 되었다)은 아빠와 함께 방문했으며, 잠시 나를 기다려야 했다. 아이는 반복해서 말했다.

"인형한테 돌아가세요."

아이는 나와 함께 바닥에 앉아서 보통 때와 마찬가지로 회기를 시작했으며, 계속해서 종알거렸다. "수잔의 책이 기차에 있어요. 내가 가장 좋아하는 책이에요. 나탈리 수잔(Natalie Susan), 참 예쁜 이름이죠. 이탈리아 이름이에요. 나는 데보라 가브리엘(Deborah Gabrielle)이에요."

아이는 이 이름들을 또박또박 발음하며 즐거워했다.[1] 아이는 장난감에 둘러싸여 있었는데, 그중 하나를 집어 들더니 말했다.

"도대체 이게 뭐람? 내게 없는 온갖 것들⋯." 그러고는 화물차들을 나란히 연결하더니 "정말 장난감이 많아. 우와, 장난감들이 정말 많아"라고 했다. (사실 나는 피글의 첫 번째 방문 이후로 앞서 말한 옵트렉스 세안제 컵을 제외한 어떠한 장난감도 더 사다 놓지 않았다.)

아이는 혼잣말을 하면서 매우 만족스러워했다. "도대체 이건⋯?"이란 말을 반복했고 또 다른 기차를 집더니 객차와 연결시켰다.

나는 여기서 가브리엘이 자신과 나를 연결시키고 있다고 언급하였다.

가브리엘 기차 안에⋯. 사과 쥬스⋯. 우리는 모두 기차 안에서 너무나 즐거웠어요. 길고 긴 기차가 있었어요. 이것도 길어요. (아이는 기차의 길이를 나타내려고 물결 모양의 팔 동작을 해보였다.)

나 긴 거리는 우리가 지난번에 만났을 때부터 오늘까지의 시간과 관련이 있구나. 그리고 내가 여전히 살아있는지 확인하기까지 오랜 시간이 걸렸구나.

⋯⋯
1 지난 회기에서 입으로 쾌감을 느끼며 대상을 빨았던 것 참조.

이것은 아이에게 어떤 단서가 된 듯했다.

가브리엘　선생님 생일은 언제예요? 선생님한테 선물을 주고 싶어요.

이제 탄생과 죽음을 연결시킬 준비가 된 것 같았다.

나　　　　내가 죽는 날은 어떨까?[2]
가브리엘　선생님에게 무엇을 줄지 생각해 볼게요. 엄마는 프 랑스로 편지 한 장을 보냈어요. 편지가 프랑스에 도 착하는 데는 세 시간 정도, 거의 하루가 걸릴 거야.
나　　　　내가 죽으면 더 걸리겠지.
가브리엘　선생님은 편지를 못 읽을 거예요. 왜냐하면 죽었으 니까. 아 끔찍해요.

그런 후 아이는 실로 묶은 소포가 마치 총알 같다고 말했다. 물건을 내려놓으면 안에 있는 화약이 터져 나온다거

---

2 위니코트는 조금은 갑작스럽게 죽음의 문제를 먼저 제기한다. 위니코트 자신이 죽음 에 대해서 가졌던 감정들이 회기 속으로 들어오고 있다. 현재 상황에서 이는 엄밀히 말 해 가브리엘의 주제가 아니라 위니코트의 주제이다. 브렛 카에 따르면 이 시기 위니코 트는 영국정신분석협회장으로 두 번째로 선출되었고, 『성숙과정과 촉진적 환경』과 같 은 저서들이 출판되면서 아주 바쁜 시기를 보냈다. 또한 젊은 시절부터 반복해서 문제 를 일으켰던 심혈관 질환 때문에 건강상의 문제가 계속 있었다. 이 때문에 위니코트가 의도적으로 회기의 종결을 위한 작업을 시작했을 가능성이 있다(옮긴이).

나, 그것이 매우 위험하다거나, 뱀이 물면 사람은 죽을 수밖에 없다든가 하는 이야기들을 했다. 아이는 죽음을 주제로 계속 이야기했다(이 내용들은 정확히 기록하지 못했다).

가브리엘 그건 끔찍해요. 뱀들은 무서워요. 그렇지만 사람을 다치게 할 때만 그래요. 그런데 뱀들은 물어요.[3] 엄마가 예전에 동물원에 갔는데, '안뇽, 친구'라고 말하는 앵무새가 있었어요. (아이는 이 말을 할 때 앵무새처럼 우스꽝스럽게 말했다.)

나 동물원에는 뱀이 있듯, 다른 것들도 있다는 뜻이구나.

가브리엘 아빠한테 물었어요. "이것들 독이 있어요?" 나는 쓰다듬으려고 팔을 뻗었는데, 아빠가 나를 뒤로 잡아당겼어요. (작은 소녀에 대한 뭔가가 여기 있다.) 선생님은 얼굴만 봐도 그 소녀가 행복한지 알 수 있잖아요.

나 행복한 작은 소녀가 바로 너니?

가브리엘은 수잔에 대해서 뭐라고 이야기했다.

..

3 '구강기적 가학성 및 양가감정과 관련된 보복하는 대상(retaliatory object)이라는 개념을 다루기'(위니코트 메모).

가브리엘 저는 뭔가 만들고 나면 그걸 부숴버리고 싶어요. 근데 수잔은 그런 걸 싫어해요. 수잔은 젖꼭지가 있는 젖병을 가지고 있어요. 먼저 수잔에게 분유를 먹여야 하는데, 수잔이 걸어가버려서 못 해요. 수잔은 착하고 조그마한 바바예요.

나 때때로 네가 수잔을 총으로 쏘는구나.

가브리엘 아니 가끔은 수잔이랑 사이가 좋아요.

나 네가 여기에 오길 좋아하는 이유 중 하나가 바로 그거구나. 수잔과 떨어져 있는 것 말이야.

가브리엘 맞아요. 나는 여기 오래 있을 수는 없어요.[4] 왜냐하면 곧 점심을 먹어야 하거든요. 그러니 다른 날 와도 돼요?

여기서 아이는 자기에게 너무나 중요한 일인 수잔과 분리된 삶을 살면서 나를 독점하는 것에 대해 평소 가졌던 불안을 보여주었다. 아이는 계속해서 말했다. "우리가 조금 일찍 와서 미안해요. 더는 집에 있을 수가 없었어요. 위니코트 아저씨에게 너무 오고 싶었어요. 수잔도 위니코트 아저씨한테 정말 오고 싶어했어요. 수잔은 '안 돼! 안 돼! 안 돼!'라고 말했어요. '좋아!'라고 말하는 대신 수잔은 '안

----

4 '수잔으로부터 자유롭게 떨어져, 치료자와 치료자의 장난감을 즐기는 것과 관련된 불안'(위니코트 메모).

돼'라고 말하고, 밤에 잠에서 깨요. 동생은 모든 아기를 깨워요. 끔찍해요. 수잔은 절 깨우지는 않아요. 저는 아무 소리도 못 들었어요. 저는 수잔의 말을 거의 들을 수 없어요. 수잔이 뭐라고 하냐고요? '엄마 엄마 수선화[5] 아빠 아빠 수선화 엄마 엄마 닭 뼈다귀.'"

가브리엘은 마치 낱말들처럼 집들을 한 줄로 나란히 놓고, 그 끝에 탑을 하나 세웠다. 나는 이것이 한 대의 기차라고 생각했다. 아이가 설명했다. "개들은 작은 뼈를 먹어선 안 돼요. 왜냐하면 그 안에 가시 같은 게 있기 때문이에요." 이제 아이는 마치 자신에게 하듯 손으로 기차 바퀴 아래를 문질렀다.[6] 아이가 말했다. "너무 아파요. 아저씨도 개가 있어요?"

나   아니.

가브리엘   할머니에겐 있어요. 버니라고 불러요.

아이는 장난감을 띄엄띄엄 배열하였으며, 그 결과 장난감들은 모두 따로 떨어지게 되었다.[7] 내가 이에 대해 말하

..

5 원문은 'dafferdil'로 가브리엘이 'daffordil'을 잘못 발음하는 동생을 흉내내고 있다 (옮긴이).

6 '자위행위에 접근(두 번째 상담 직후 어머니에게서 온 편지를 보라)'(위니코트 메모).

7 일곱 번째 상담 중, 정체성을 구축하면서 자기 쪽에 잡다한 장난감들을 놓아두었던 순간 참조.

자, 아이는 "맞아요"라고 대답하면서 무언가를 '다시 탁치는 것'에 대해서 말했다. 아이는 내 무릎을 만지더니 뛰어 달아나며 말했다. "아빠에게 가야 해요. 다시 돌아올게요. 제 인형을 가지고 와야겠어요." 프란시스라고 부르는 매우 큰 인형이었다. 아이는 인형을 나에게 가져오더니 인형과 악수를 시켰다. 아이는 내 신발을 쓰다듬고 있었다. 애정 어린 접촉과 함께 불안이 모습을 드러냈다. 이러한 면에서 대상 각각을 서로 떼어놓은 것은 일종의 방어였다.[8] 나와의 접촉이 핵심이었고, 이와 관련해서 다양한 종류의 죄책감이 드러났다. 즉 수잔이 없는 것에 대한, 또한 발견한 대상들을 파괴하는 것에 대한 죄책감이었다. 따라서 대상들이 각각 분리되어 있는 것의 이면에는 뜯겨 나간 대상 부분들(the bitten-up object parts)로 이루어진 내적 혼란 상태가 있다고 말할 수 있을 것이다.

가브리엘 어느 날 저녁에 나쁜 꿈을 꾸었어요.[9] 그게 무슨 꿈이었냐면…. 내가 눈을 감았는데… 아름다운 말이 한 마리 보였어요. 이름은 스탈리온(Stalion)[10]이에

----

8 '대상을 분리해서 서로 반대편에 놓기: 서로 부딪히기'(위니코트 메모).

9 '꿈에 대한 보고'(위니코트 메모). 이제 가브리엘은 꿈과 현실을 구분할 수 있다. 꿈과 현실의 경계를 알기에 꿈을 꿈이라 말하고 보고할 수 있다(옮긴이).

10 종마라는 뜻이다(옮긴이).

요. 귀랑 갈퀴는 황금색이에요. 진짜 아름다웠어요. 금색, 멋지게 빛나는 황금색이었어요. (아이는 다리 사이에 손을 넣었다.) 아름다운 말이 와서 밀밭을 짓밟았어요. (아이는 밀이 곡식의 일종이라고 설명했다.)

나　　　아빠가 엄마 위에서 새 아기를 만드는 장면에 대해서 말하고 있구나. 그건 사랑과 연관된 거지.

가브리엘　맞아요.

나　　　아마도 엄마의 털이 있는 곳(밀밭을 지칭한다)이겠지.

아이는 말이 밀을 짓밟는 것을 멈추게 하기 위해 아빠와 엄마의 방으로 들어가서 둘 사이에 끼어든 일을 이야기했다. 그리고 덧붙여 말했다. "때로는 저녁식사 때문에 그만하게 돼요." 꿈에 대응하는, 성교를 막는 실제 상황을 아이는 이러한 방식으로 나에게 보여주었다. 또한 이 상황에서는 수잔이 배제되는데, 수잔은 가브리엘이 감당할 수 없는 골칫거리이기 때문이었다.

가브리엘　우리는 늦게까지 깨어있는 걸 좋아해요. 그런데 아침이 되면 (작은 인형을 집어들더니) 이것 때문에 너무 피곤해요. 이 남자는 앉을 수 없어요. 아빠는 (스탈리온 참조) 아름다워요.

가브리엘은 이제 다른 방식으로 장난감을 배열하기 시작했는데, 나무와 사람이 모두 서 있었고, 이 배열에는 삶에 대한 보편적 감각이 있었다.

가브리엘　아빠는 아름다워요. 집 벽에는 그림이 걸려 있어요. 그림에는 두 사람이 걷고 있는데, 한 사람은 거기 그냥 서 있어요.

나는 이를 무언가가 무언가를 짓밟고 있었던 꿈과 비교했다.

나　너는 밀밭을 짓밟은 스탈리온에 대해 나에게 이야기하러 온 거구나.[11]

가브리엘은 장난감을 다시 배열했고 집들로 이어진 긴 곡선이 만들어졌다. 그리고 그 곡선으로 돌진하는 것처럼 보이는 또 다른 긴 선을 집들로 만들었다. 아이는 모든 것을 파괴해 버리곤 하는 수잔에 대해 뭐라 이야기했는데, 자신의 원치 않는 파괴적인 생각들을 투사하기 위하여 수잔을 사용하는 것 같았다.

··
11　'이 회기의 작업'(위니코트 메모).

가브리엘 수잔은 엄마가 쓰는 핸드백을 열고 파우더를 꺼내서 냄새를 맡아요. 그런 다음 엄마가 옷을 입고 있을 때 엄마를 귀찮게 해요. 끔찍해요.

나 그래서 네가 동생에게 총을 쏴버리고 싶은 거로구나.

가브리엘 엄마는 아름다운 조각상을 가지고 있어요.[12]

여기서 아이는 개(양) 인형을 세웠고, 크고 보드라운 개(파우누스) 인형도 가져와서 배를 쥐어짜 안에 있는 톱밥을 꺼냈다. 그렇게 지난 회기의 파괴적 행동을 계속했다. 아이는 매우 섬세하게 손가락을 집어넣어 인형 속을 파냈고, 속에 있던 것들이 바닥에 흩어졌다. 아이의 불안은 아빠와 접촉하는 행동으로 분명히 드러났는데, 아빠에게 "준비됐어" 하고 부르지 말라고 말하러 간 것이다.

나 오늘은 부르지 않아도 돌아왔구나.

아이는 마치 잘못된 일이 교정된 듯 즐거워 보였다. 그리고 다시 장난감을 배열하는 일로 되돌아가서 카펫 위에 동물들과 다른 모든 것들을 세워 놓았다. 이제 뭔가 비밀스러운 게 있었고, 아이의 손이 다리 사이로 갔다.

··

12 가브리엘은 위니코트가 해석하자 불안해져서 주제를 바꾼다. 하지만 다음 놀이 속에서 '파괴적' 충동을 행동화한다(옮긴이).

가브리엘　친애하는 포터 씨. 나는 《에브리바디》를 읽고 그것을 크루 씨에게 건네줄 거야. 나는 그것을 기차에 가지고 탈 거야. 나는 크루 씨도 데려갈 거야.

아이는 장난감을 질서정연하게 다시 배열하였고, 반복해서 "《에브리바디》를 읽고 크루 씨에게 건네줄 거야"라고 말했다.[13]

가브리엘　나를 기다리지 마오. 무릎에 밴조를 안고 알라바마로 가야지.[14] 아름다운 음악이에요.

나는 다양한 선율을 알아들을 수 있었다. 아이는 지금 행복하고 근심걱정 없이 노래를 부르면서 자신만의 변주곡을 만들어내고 있었다.

가브리엘　뭐 좀 건네줄래요? 그는 뿌지직을 하고 있어요. (대변을 의미한다.)

그런 다음 아이는 파우누스 인형의 배에서 자신이 할 수

••
13 "오, 포터 씨, 내가 무엇을 해야 하죠? 나는 《에브리바디》를 읽고 있고 크루 씨에게 전달할 거예요."(1차 세계 대전 이전의 광고 노래)
14 미국 가요 〈오 수잔나(Oh Susanna)〉의 가사. 제목이 동생의 이름과 겹친다(옮긴이).

있는 한 최대로 톱밥을 비워냈다.

가브리엘   얘 좀 봐요!

나   얘는 바구니랑 카펫에다가 뿌지직을 잔뜩 싸놨구나.

가브리엘   미안해요. 괜찮아요?[15]

나   응 괜찮아.

가브리엘   냄새 나잖아요.

나   너는 얘의 비밀을 꺼내는 거구나. 얘에게는 여전히 더 많은 뿌지직이 있어.

가브리엘   (잠시 후에) 갈 시간 아니에요? 피글은 지독한 냄새가 나요.

나   냄새가 나는 것은 비밀을 누설하는 것이구나. (아이는 짐차와 화물차 안에, 그리고 모든 곳에 뿌지직을 놓았다.) (이를 그림과 연결시키면서) 황금빛 물질이네.

가브리엘은 모든 장난감을 집어서 한데 모아 하나의 큰 덩어리를 만들었다.

..

15 '이것은 내장 환상(intestinal fantasy)으로부터 성인이 진짜 아기를 낳을 수 있는 능력에 대한 생각으로의 이행을 보여준다. 다시 말해서 입과 항문 사이 우리 내부에 무엇이 있는지를 받아들이는 것이다'(위니코트 메모).

나　　이제 모두 서로 닿아 있어서 누구도 혼자가 아니구나.

아이는 안이 텅 빈 파우누스 인형에 대해서 다음과 같이 이야기했다.

가브리엘　얘를 친절히 대해주세요. 우유와 음식을 충분히 먹게 해주세요.[16]
나　　너는 이제 곧 가야 해.
가브리엘　나는 지금 갈 거예요. (그리고 아이는 톱밥을 화물차 안으로 밀어 넣었다.) 나는 기차를 다시 가지고 갈 거예요. 이제 우리는 가야 해요. 이 난장판을 아저씨한테 남겨둘 거예요.

아이는 또한 자신의 아주 커다란 인형 프란시스도 남겨두었다. 하지만 곧 다시 돌아와 그것을 가지고 갔으며, 한편으로 자신이 만든 엄청난 난장판 안에 여전히(일부러) 앉아있는 나[17]를 보았다. 아이는 실제로는 어느 기차도 가

..
16　공격 후에 다시 회복과 보상이 이어진다(옮긴이).

17　위니코트는 주관적 세계 속에서의 파괴적 공격에서 살아남는 모습을 보여주려고 하는 것 같다. 그는 치료자가 파괴적 공격에서 살아남는 것(survival)이 환자가 자신의 환상과 현실을 구분할 수 있게 돕는 결정적 단계라고 보았다. 환상 속 분노가 소중한 사람을 실제로 죽이지는 못한다는 것을 경험함으로써 아이는 자신의 분노가 그렇게 위험하지 않다는 것, 정신적 현실과 실제 현실은 다르다는 것을 배우게 된다(옮긴이).

지고 가지 않았다.

논의

1. 놀이 안에서 조심스럽게 의사소통하는 관계가 쉽게 다시 정립됨.
2. 내 생일. 죽는 날로 해석함.
3. 분리됨(각자 떨어져 있는 장난감들), 부딪힘과 때림을 통한 접촉.
4. 좋은 대상을 향한 파괴적 충동으로 인한 죄책감.
5. 성적 경험에서 남성과 여성은 동일함.
6. 남성과의 동일시, 배와 가슴(담아주는 것(container))을 향한 가학성.
7. 은밀한 냄새와 혼돈. 금빛과 아름다움.
8. 이중적인 의무로부터 자유로운 내부의 내용물, 즉 자신의 내적 심리적 현실을 (망상적으로) 재현하는 것으로부터 자유로워짐. 이제는 꿈이라는 형태로 소통할 수 있게 됨.

엄마에게서 온 편지

가브리엘이 선생님을 다시 보고 싶어하는 것 같습니다. 아이는 지금까지 저에게 몇 번이고 선생님을 만날 수 있는지 물어보았는데, 제가 연락을 미뤄 왔습니다.

어떤 의미에서 아이는 혼자서도 잘 지내는 듯 보입니다. 아이는 매일 두 시간 반 정도 어린이집에 가기 시작했으며, 그곳을 좋아합니다. 아이는 아이들과 함께라기보다는 옆에서 노는데, 그것을 만족스러워합니다. 그러나 여전히 많은 불안을 가지고 있으며, 우리는 아이가 종종 자기를 전체로 사용하지 못하는 것 같다고 느낍니다. 아이의 일부가 못 박히고 얼어붙은 채 남아있는 것 같습니다.

아이가 선생님을 보러 가자고 가장 다급하게 요청한 날에 대해서 선생님께 말씀드리고 싶습니다. 이 이야기가 어떤 빛을 비춰주기를 바라면서요.

어느 날 밤 아이는 제 젖을 빨고 싶다고 말했습니다. 아이는 전부터 몇 번 부탁했지만 저는 계속 안 된다고 해왔지요. 하지만 이번에는 아이가 젖을 빨도록 허락했습니다. 아이는 다양한 방법과 자세로 너무나 즐겁게 젖을 빨았고, 저는 문득 나를 깨물지는 않을까 불안해하기도 하였습니다.[18]

그날 밤 아이는 아주 나쁜 꿈을 꾸고 방에서 나왔으며, 다음 날 아침 긴 소파에 있는 무릎 덮개 안에서 흐느끼고

18 엄마의 불안과 비일관성, 그리고 엄마 자신이 품은 편집적 불안이 드러난다. 가브리엘이 다음날 '아주 나쁜 꿈'을 꾸고 불안해하는 것은 이와 연관되는 것일 수 있다 (옮긴이).

있는 모습으로 발견되었습니다. 아이는 제게 마녀도 젖가
슴이 있느냐고 물었습니다. 자기는 너무나 못됐기 때문에
커서 강도가 될 것이고, 수잔은 강도의 두목이 될 것이라고
말했습니다.

그날 저녁 아이는 엄마는 긴 '쉬(wee)'를 가지고 있느냐
고 물었습니다. 그런 것 같다면서요. 저는 아이에게 "네가
자라면 나 같은 여자가 된단다"라고 말했습니다. "엄마는
치마랑 블라우스를 입을 텐데….".(아이는 의심스럽다는
듯이 이야기했습니다.) 저는 아이에게 저의 긴 쉬가 어디
서부터 온 거라고 생각하는지 물어보았어요.

"아빠."

"그럼 아빠는?"

"아빠의 학생으로부터요."[19]

"위니코트 선생님을 만날 수 있어요?"

이후에 이렇게 말했습니다.

"위니코트 선생님은 의사예요? 선생님이 사람들을 낫게
하나요?"

"선생님이 너를 낫게 하지 않았니?"

"아니요. 단지 내 얘기를 듣기만 해요. 나를 낫게 하지

..

19 가브리엘에게 남근은 생물학적인 기관이라기보다는 사람 사이에 전달될 수 있는
   상징적인 것으로 보인다. 라캉 학파에서는 이 텍스트를 라캉 식의 남근 개념과 연관
   하여 사고했다(옮긴이).

않아요."

저희 가족이 최근에 여행을 갔을 때, 아이는 바로 옆방에서 잤는데, 두 방은 서로 문으로 연결되어 있었습니다. 이것은 아이를 흥분시켰고 결국에는 많은 문제를 일으켰습니다.

엄마에게서 온 편지

가브리엘을 위해 약속을 잡아주셔서 감사합니다. 가브리엘은 최근에 몇 번이고 선생님을 보기 위해 런던으로 가려고 했습니다. 원한다고 갈 수는 없다고 설득하는 것은 정말 힘이 들었지요.

겉으로 보면, 아이는 여러 가지 방식으로 잘 지내는 듯이 보입니다만, 때로 우울에 빠집니다.

"아니 피곤하지 않아요. 그냥 슬퍼요."

침체된 듯이 보일 때면, 아이는 그것이 검은 엄마 때문이라고 말할 뿐, 더 이상은 말하지 않습니다.

최근에는 부쩍 '아기들'에 대해 계속 이야기하며 생각합니다.

열한 번째 회기

(1965년 6월 16일)

아빠가 가브리엘(이제 3세 9개월)을 데리고 왔다. 아이는 수줍어하면서도[1] 기뻐서 들뜬 모습으로 상담실에 들어왔다. 늘 그랬던 것처럼 곧바로 장난감으로 갔고, 코맹맹이 목소리로 쉬지 않고 말을 이었다.

"지난 밤에 자다가 깼는데 기차 꿈[2]을 꿨어요. 옆방에 있는 수잔을 불렀어요. 수잔은 알아듣는 것 같았어요. 얼마

1 '상담 초기에 아이가 보였던 부끄러움과 비교해 보기'(위니코트 메모).

2 가브리엘이 다시 기차 이야기를 하는데 위니코트는 앞서 언급한 대로 역시 기차 주제는 다루지 않는다(옮긴이).

전에 수잔 생일이었고 수잔은 이제 두 살이 되었어요."

아이는 기차를 가지고 놀면서 계속 말했다.

"이제 객차가 한 대 필요해요. 왜냐면 객차 없는 기차는 없으니까요. 수잔은 더 잘 아는데."(수잔은 나보다 더 잘 이해한다는 의미.)

가브리엘	수잔은 말을 못 하는데.
나	혹시 내가 말을 안 하면 더 나을까?
가브리엘	선생님은 말을 잘 들어주면 그게 최고[3]예요. (아이는 계속해서 기차의 부분들을 연결하고 있었다.)
나	내가 말을 할까, 아님 듣고만 있을까?
가브리엘	들어요! 가끔 수잔과 저는 쥐처럼 조용해요. 어! 객차랑 이거랑 잘 안 맞네. (갈고리 중 하나가 연결 구멍에 잘 들어가지 않았다.) 이걸 길게 만들고 있어요. 어떤 기차는 뒤에 이런 거 없던데요.

가브리엘은 만들고 있던 기차의 뒤쪽에 연결시킨 기관차를 손으로 애무하듯 만졌다. 아이의 숨소리가 컸는데, 아마도 편도염 때문에 입으로 숨을 쉬어야 했기 때문이었던 것 같다.

가브리엘은 내가 갈고리를 구멍에 끼우는 걸 도와주기

..
3 '단서'(위니코트 메모).

를 원했다. 나는 작은 가위로 그 구멍을 가까스로 넓힐 수 있었다. 아이는 등지고 있는 나를 향해 말했다.

"위니코트 선생님! 옷도 파랗고 머리도 파랗네요."

돌아보니 아이는 파란 옵트렉스 안경으로 세상을 보고 있었다.[4] 지난 회기에 이 컵은 매우 중요한 의미를 지니고 있었다. (사실 이제는 세안제 컵이 두 개 있었다.) 아이는 고장 나서 연결이 불가능한 객차들을 한쪽으로 치워둔 채로 계속해서 기차놀이를 이어 나갔고, '칙칙폭폭 기차'라고 속삭이고 있었다. "여기 안에 뭐가 있었나 좀 봐봐? 맞아, 이거 재밌다!" 그리고 가브리엘은 파란 세안제 컵을 화물차에 올려놓았다. 이제 기차 네 량이 연결되었다. 아이는 다시 옵트렉스 안경을 끼고 노래를 흥얼거렸다.

"작은 양동이 두 개가 벽에 놓여 있네. 작은 양동이 두 개가 벽에 걸려 있네."

아이는 거리낌 없이 끽끽 거리는 소리로 노래를 끝냈다.

"작은 고양이 열 마리가 지나가네…."

아이는 큰 기차 하나를 만들기 위해 여러 기차들을 연결해 나갔다. 또한 단어를 합치거나 때때로 동요를 읊조리면서 속삭이기도 하고 혼잣말도 했다.

••

4 '세안제 컵에 대한 아이의 감정이 내 전체로 전이되었다는 의미. 분석가와의 동일시'(위니코트 메모). 위니코트와 동일시하는 장면이며 또한 깨달음의 순간으로 이해할 수 있다. '파란색이 아닌 물체가 내가 보기에 파랄 수 있구나. 검은 엄마도 엄마가 검은 게 아니라 내가 검게 본 것이구나!'(옮긴이).

가브리엘 토요일 오후에 샐리가 큰 냄비 주위를 맴도네.[5] 선생님, 이 긴 기차 좀 봐요.

나 (경청하는 사람으로서의 나의 역할을 생각하면서) 이 기차에 대해 무슨 이야기를 하려는 거니?

가브리엘 이건 뱀 같이 길어요. (길다는 것은 아이가 이미 수차례 언급했다.)

나 커다란 아빠 것처럼?

가브리엘 아니요. 뱀이요. 뱀이 물면 독이 있어요. 피를 다 빨아내지 않으면 사람은 죽을 거예요.[6] 그게 날 물지도 몰라요. 맞아요, 내가 움직이면 말이에요. 근데 움직이지만 않는다면 물지 않을 거예요. 그니까 진짜 조심해야 해요. (잠시 멈춤) 이건 진짜 긴 기차야. (화물차를 더 찾고 있음.) 칙칙 폭폭 칙칙 폭폭.[7]

가브리엘은 '샐리 주전자를 올려놔'라는 노래를 끝까지 불렀는데, 마지막 가사를 '수잔 그거 다시 내려놔'로 바꿔

<hr />

5 동요의 가사이다(옮긴이).

6 위니코트가 오이디푸스 식으로 해석하였으나, 가브리엘은 죽음에 대해 말한다. 하지만 회기 후반부에 가브리엘은 자발적으로 오이디푸스 주제로 되돌아와 깊이 작업한다(옮긴이).

7 '이는 투사된 형태로 나타나는 구강성교와 구강기적 가학성(하단 참조)의 전조이다'(위니코트 메모).

서 불렀다.[8]

가브리엘   수잔은 '모두 갔어(gone)'라고는 못해요.[9] 그래서
                '아빠 모두 했어(don)'라고 해요. 걔는 바보 같아요.

나   너도 두 살이었는데 이제는 네 살이 되었구나….

가브리엘   아니. 세 살 하고도 4분의 3이에요. 난 아주 커요.
                아직 완전히 네 살은 아니에요.

나   네 살 되고 싶니?

가브리엘   그럼요. 하하!

가브리엘은 노래를 부르며 깨진 동그란 모양의 물체를
가지고 놀았다.

가브리엘   빵을 만들자 빵을 만들자 빵 굽는 아저씨, 빨리빨리
                빵 구워주세요.[10]

나   뭘 그리 서두르니?

가브리엘   모두가 잠자는 밤이 되기 전에 다 준비해야 해요.

··

8 동요의 원 가사는 아래와 같다. 1절의 폴리는 피글과 2절의 수키는 수잔에 대응할 수
있다. 1절: 폴리, 주전자를 올려 놔 / 폴리, 주전자를 올려 놔 / 폴리, 주전자를 올려 놔 /
우리 함께 차를 마시자 / 2절: 수키 그거 다시 내려 놔 / 수키 그거 다시 내려 놔 / 수키,
그거 다시 내려 놔 / 그들은 모두 가버렸다네(gone away)(옮긴이).

9 위 동요의 2절 마지막 가사에 대한 언급(옮긴이).

10 'pat-a-cake, pat-a-cake'란 동요를 부르며 노는 어린이 놀이(옮긴이).

반죽을 당기고 치대고 그다음에 피(P)[11]를 가지고 만들어…. 수잔과 내가 먹을 수 있게 오븐에 넣어줘요. (아이는 엄마를 수잔으로 바꿔서 반복했다.)

나 혹시 팬케이크가 엄마의 젖가슴이니?

가브리엘 맞아요. (시큰둥하게 대답했다. 차라리 '찌찌'라고 물어보는 게 나았을 것이다.) 이거 떨어질까? (아이는 기차 끝부분에 무언가를 고정하려고 했다.) 이거 안 될 것 같아요.

그런 다음 가브리엘은 일부터 '십열하나(eleventeen)'까지 셌는데, 중간에 몇 개의 숫자는 빠뜨렸다.[12] 여덟을 셀 때 절정에 이르렀는데 이건 기차의 길이와 관련이 있었다.

"내가 한 칸을 더 넣으면 어떻게 되지? 구? 아니지… 사가 될 거야."(넌센스 퀴즈 같았다.) "있잖아요, 난 여기 못 들어가요." 아이는 부드러운 동물(파우누스)을 잡으려고 내 등 뒤로 손을 뻗었는데, 그 인형의 속은 아이가 지난 회기에 거의 비워 놓았었다. 아이는 장난감들 사이에서 이 인형을 집은 다음 속에 남아 있던 것을 꼼꼼하게 제법 많이 끄집어내었고, 그로 인해 주위는 엉망이 되었다. 아이는 이 행위를 어느 정도는 언어화했는데, 인형의 내부에서 뭔가

---

11 아이 이름 첫 자를 넣어 부른다. 피글의 P로 보인다(옮긴이).

12 '마치 지금까지 있었던 회기의 수를 세고 있었던 것처럼'(위니코트 메모).

를 끄집어내 모아서 바닥을 엉망으로 만드는 것에 대한 것
이었다.

> **가브리엘** 뭔가 더 해야 하는데. 그래, 이 솜털을 다 끄집어내
> 야지. 이 인형은 뭔가를 더 해야만 해. 아, 냄새가
> 좋다. 좋은 향수 냄새가 나요. 어떻게 안에 있는 게
> 이렇게 냄새가 좋을 수 있지?[13] 이거 좀 보세요, 이
> 건 건초로 만들었어요. (톱밥을 세안제 컵[14] 하나에
> 모아 담으면서) 오늘은 옆집 남자애 생일이에요.

그 남자아이의 이름은 버나드고 다른 남자아이 이름은
그레고리라고 했다. 이때쯤 상담실은 톱밥(혹은 건초, 무
엇이든 간에)으로 엉망이 되었다.

> **가브리엘** 여기 온통 엉망이다. (안경을 눈에 대면서) 저 보여요?

그런데 무언가가 바닥에 부딪혔다.

> **가브리엘** 그게 바닥에서 툭 튀어나와서 방이 흔들렸어요. 기

..

13 앞 회기에서 '뿌지직'의 냄새에 대한 대화와 '피글은 지독한 냄새가 나요'라는 언급
    참조(옮긴이).

14 세안제 컵이 위니코트의 몸에 대한 상징이 되어왔다는 것을 기억하자(옮긴이).

차를 깨우려고 그런 거예요, 다시 가게 하려고. 우리는 기차로 갔어요. 런던은 너무 멀리 있어요.

나　기차를 통해 네가 하고 싶은 말은 그 조각들이 모여세 살 9개월인 피글이 된다는 거구나. 또 그게 아빠의 긴 물건이란 거지?

이제 아주 긴 기차가 되었다. (아이는 몇 개의 객차와 화물차들을 연결했다.) 기차를 만지작거리다가 약간 후진시키고는 말했다. "우리 기차가 뒤로 가요." (다시 말해 그 기차는 아이와 아빠가 타고 온 기차이다. 아이는 기차를 넓게곡선으로 움직였다.) "이 객차에는 실이 필요해."

우리는 가브리엘이 끌 수 있도록 기차를 배열했다. 아이는 기차를 묶는 것에 대한 이야기를 했고 '생채기 (snapper)'라는 단어를 가지고 농담을 했는데, 아마도 내가 얽혀있는 실타래를 가위로 끊어서 실 몇 가닥을 주었기 때문인 것 같다. 가브리엘이 말했다. "큰 쉬(wee)…. 싹뚝 잘렸어(snipped off).[15] 안 돼! (이 부분은 모호하다.) 이건 기차 꿈과 관련이 있었다. 나는 꿈에 대해 더 물었다.

가브리엘　긴 열차를 끌고 있어요. 에이, 이게 떨어졌네. 다시 부딪히게 해보자. 아 이런, 처음부터 다시 시작해야겠네.

∙∙
15　거세의 표현. 이제 가브리엘에게서 자발적으로 오이디푸스 주제가 등장한다(옮긴이).

가브리엘은 의도적으로 기차 전체를 밀었고, 기차는 끊어져 뒤죽박죽된 상태로 아이로부터 멀어져 내 쪽으로 왔다. 꿈에서는 모든 게 다시 시작된다.

가브리엘 어느 날 어떤 마녀가 나타났어요, 바다 마녀고, 여자 마녀예요. 남자 마녀가 아니에요. (단어로 장난을 치고 있다.) 아기–껴안는 사람–무서워(baby-hugger-horrible). 이게 들어갈 작은 구멍을 못 찾겠어. 여자들은 오줌을 싸는 구멍이랑 아이를 낳는 구멍 두 개가 있어요. (아이는 마치 조롱하듯 기차를 짐마차 위에 올려놓았다.) 아빠의 쉬쉬(wee-wee)가 여자애 구멍 안에 있어요.[16] 이것(기차의 굴뚝을 말함) 봐요, 빠졌어요!

이제 가브리엘은 기찻길에 돌을 올려놓는 아이들에 대해서 이야기했다. 그 때문에 한 남자가 심한 타박상을 입었다. 아이들은 말썽꾸러기였고 이런 장난을 즐겼다고 했다. "걔네들은 아빠의 쉬쉬에 대해서 화가 난 걸까?"

..

16 이제 아이는 정확한 생물학적 지식에 기반한 성기기적(性器期的) 성적 환상을 보여준다. 치료 초반에 가브리엘이 토하거나 똥 싸는 것을 출산과 연결시켰고, 먹고 삼키는 것을 임신과 연결시켰던 것을 기억하자(옮긴이).

가브리엘 맞아요. 기찻길 위에서 일하던 사람은 기관사가 아니라 그 아이들이었어요.

아이는 짐차의 운전대를 조작하며 말했다. "짐차 의자에 앉을 거예요." (짐차 의자의 폭이 13센티미터 정도밖에 되지 않았음에도 불구하고 아이는 그곳에 앉았다.) "제가 운전하고 있어요." (아이 아래 짐차가 있었고, '여자애의 구멍'과 맞닿았다.) 아이는 짐차를 운전해서 내 앞으로 곧장 왔다. "나 못 일어나겠어. 아 들어올렸다." 이때 아이는 재빨리 움직였는데, 먼저 짐차를 나의 성기 위치에 올려놨다가 재빨리 가슴 쪽으로 옮겼다. (아이가 최근에 엄마의 젖가슴을 보았고 강한 반응을 보였다는 것을 알고 있었다.) 아이는 계속해서 말장난을 하고 놀았다.

가브리엘 슬렁슬렁, 비틀비틀, 후두둑 후두둑, 빗방울이 떨어져. 천둥소리가 들려. 천둥소리가 들려. 뚝뚝 빗방울. 여기 안경 쓴 남자가 있어. (난 이때 작은 장난감 아저씨처럼 안경을 쓰고 있었다.) 그가 짐차를 몰고 있어. 이 사람은 재밌어 보여.

나는 아이가 젖가슴 대신 쉬쉬를 가지고 있는 남자인 나를 놀리고 있다고 말했다. 아이는 남자 인형을 뒤로 눕게 구부린 후 손가락으로 성기가 있는 부분을 눌렀다. 남자 인형은 완전히 아이의 손아귀에 있었다. 아이가 말했다.

"전구에 그림을 그려줘요!"[17]

난 전처럼 남자의 얼굴을 그렸다. 아이는 "젖가슴 같은 큰 쉬쉬"[18]라는 말과 함께 뭐라고 했다.

가브리엘	이게 뭐예요? 이게 뭐냐구요?
나	너는 남자가 쉬쉬를 가지고 있는 게 짜증이 나는구나? 갖고 있으면 안 되는 건데 말이지.
가브리엘	그 남자는 큰 강도야. 그 사람 무서워요.[19]

나는 (인형의 속을 다 비운 것을 기억하면서) 아이가 쉬를 이용하여 무서운 방법으로 아기를 만들려 하는 남자에 대해 이야기하고 있다고 말했다.

아이는 이제 굉장히 신중하게 새로운 놀이를 시작했다. 집을 긴 줄로 배열했고 다른 각도로 다시 줄을 세워서 마당이 생겼다. (이제 마칠 시간이 다 되었는데 아이는 아직 갈 준비가 안 되어 있었다.)

..

17 열 번째 상담 참조.

18 '남성에 대한 통제: 분열된 가학적 남성의 성기능에 대한 불안과 그에 대한 방어'(위니코트 메모).

19 '남근 선망'(위니코트 메모).

나	내가 오늘 뭘 들은 거지?
가브리엘	옆집 사람이 이런 말을 했어요. '네가 먼저 말해주면 나도 얘기해줄게.'[20]

아이는 재밌었는지 이 말을 계속 반복했다. 아이는 아직 다 놀이를 마치지 못했기 때문에, 이제 가야 한다는 내 말을 무시했다. 아이는 열심히 작은 동물 인형들을 찾아서는 이 인형들을 마당 가운데에 놓았다.

나는 여기서 중요한 해석을 했고, 그것은 아이가 원하는 바인 것 같았다.[21]

나	그 남자는 강도야. 그 강도는 엄마한테서 젖가슴을 훔쳐. 그리고 젖가슴을 긴 것(기차 같은)처럼 쉬쉬로 사용해. 강도는 쉬쉬를 여자의 아기 구멍에 넣고 거기에 아기들을 심어(놀이 속 동물들). 그래서 그는 자기가 강도[22]가 된 것에 대해서 그다지 나쁘다고 생각하지 않아.

이제 아이는 갈 준비가 되어, 아빠에게 갔다.

··
20 '재미있는 농담'(위니코트 메모).
21 '회기의 가장 중요한 작업'(위니코트 메모).
22 보상과 남성적 능력에 대한 멜라니 클라인의 저작 참조.

가브리엘   우리 이제 집에 가야겠어요. 왜냐면 기차가 기다리
고 있거든요. 서둘러야 해요.

아빠가 어차피 기다려야 하기 때문에 서두를 필요가 없
다고 설명해도 아이는 계속 서둘렀다. 피글은 아빠와 떠나
며 매우 행복해 보였고 평소처럼 손을 흔들 필요도 없었다.

논의

1. 위니코트는 듣는 사람. 위니코트에 대한 통제가 담겨
   있음.
2. 분열된 남성 성기능에 대한 통제=남근에 대한 두려
   움을 포함함.
3. 남근 선망이 노골적으로 드러남.
4. 성적 환상을 포함한 남성의 성기능과 남성에 대한 해
   석. 다시 말해, 성기능의 분열이 종결됨.
5. 공격성에 따른 죄책감과 관련된 남성의 보상(reparation)
   을 다룸(이전 회기와 아이의 우울 자리를 살펴볼 것).

엄마에게서 온 편지

(1965년 7월 10일)

가브리엘이 선생님을 다시 뵙고 싶어합니다. 한동안 매우 잘 지내더니 갑자기 고통과 권태에 빠진 것 같습니다.

제가 약간 걱정하는 것 중 하나는 아이가 자신을 때리는 잔인한 행동이에요. 야단맞을 때 그런 행동을 합니다. 예를 들어, 시끄럽게 해서 동생을 깨울 때 그렇습니다. 아이는 정말 말을 잘 듣다가도 갑자기 어떻게든 못된 아이가 되려고 해요. 수잔은 분노와 비난으로 가득 찬 비명을 지르는 만만치 않은 상대입니다. 가브리엘이 동생에게 맞서려 할 때는 귀를 손으로 막으며 버티기도 하는데 결국 포기할 때도 많습니다. 어떤 때 두 아이는 지나칠 정도로 잘 지내는데, 초콜릿이나 비스킷 같은 것도 곧잘 나눠 먹어요.

선생님께 다른 것 하나를 말씀드리고 싶은데, 소녀가 되는 일에 대한 아이의 생각에 관한 것입니다. 한번은 저에게 아기가 들어가는 구멍이 어디냐고 물었습니다. 그리고 저 또한 남자가 되고 싶은지 묻더군요. 아이는 정말 남자가 되고 싶어하지만, 그 이유에 대해선 얘기해주질 않아요. 어린이집에서는 남자아이들이 싫다고 말합니다. 이게 관련이 있는지 모르겠는데, 우리집 욕실은 열쇠가 없어서 문을 잠글 수가 없습니다. 애들 아빠가 목욕을 하고 있으면 가브리엘과 수잔이 욕조로 뛰어가는데 신나 보여요.

내가 부모에게 보낸 편지

(1965년 7월 12일)

제가 당분간은 가브리엘을 만날 수 없다고 아이에게 전해 주세요. 9월까지는 기다려주어야 할 것 같습니다.[23]

전 지금이 그렇게 우려할 만한 상황은 아닌 것 같습니다. 아이들은 자신의 문제를 집에서 풀어나갈 수 있어야 합니다. 가브리엘이 현재 국면을 통과할 방법을 찾았다고 해도 저는 놀라지 않을 것입니다. 그동안 그랬던 것처럼 아이는 저를 만나러 오려고 할 겁니다. 저도 아이를 꼭 만날 것입니다. 하지만 지금은 안 되는군요.

엄마에게서 온 편지

(1965년 7월 13일)

제 의견을 말씀드린 것은 아니고 가브리엘이 선생님을 만나고자 하는 바람을 그저 전달한 것이었습니다. 이 문제에 제가 너무 깊이 관여되어 있어서 객관적으로 판단하는 것이 매우 어렵습니다.

가브리엘은 우울하고 자주 웁니다. 그러나 짧게 보면 아이가 이런저런 문제들을 헤쳐나갈 능력이 있다고 확신합니다. 하지만 길게 보았을 때 아이가 자기 자신을 창조적으

••
23 1965년의 여름은 너무 바쁜 시간이었고 나는 아프기도 했다.

로 이용할 수 있는 힘을 충분히 갖추고 있는가가 중요한 것이겠지요. 이 또한 저는 도저히 모르겠습니다. 아이는 종종 조금 거짓되어 보이고, 행동을 하거나 말을 하는 데 자신의 전부를 투자하지 않는 것처럼, 완전히 자신은 아닌 듯 보입니다. 그러나 지금은 오랜 시간 고민해야 할 문제를 나눌 때는 아니겠지요.

아래 동봉한 편지는 가브리엘의 말을 그대로 받아적은 것입니다.

가브리엘의 편지
(받아적음)

친애하는 위니코트 아저씨, 친애하는 위니코트 아저씨, 친애하는 위니코트 아저씨, 잘 지내시길 바라요(전 글을 못 써요).

엄마에게서 온 편지
(두 달 후)

가브리엘은 요즘 잘 적응하고 있는 것 같습니다. 비록 아이 안에는 무엇이 있는지 모르겠지만요. 아이는 매우 계획적이고 통제력 있는 꼬마 소녀가 되었어요. 어떤 행동을 하기 전에 매우 신중하게 생각하는 것 같아요.

아이는 매일 두 시간 반씩 다니는 어린이집을 매우 좋아해요. 친구를 사귀고 싶어하지만 쉽지는 않은가 봐요. 보통은 혼자 놀구요. 그래도 꽤 창의적인 놀이를 한답니다. 어쩔 수 없이 동생을 친구로 만들기로 했는지 요즘은 동생과 매우 친해졌어요.

아이는 엄마로서 저를 전보다 훨씬 더 호의적으로 바라보고 있어요.

언제나 그렇듯이 사람들과 상황(저를 포함한)을 바라보는 아이의 통찰력과 이를 표현하는 능력에 감탄합니다.

선생님 성함이 언급되면 아이는 얼굴이 굳으면서 화제를 돌려요. 선생님이 안부를 묻고 싶어서 전화하셨다는 말을 들었을 때도 같은 반응이었어요. (보통 선생님과 나눈 통화 내용을 아이에게 말하지는 않습니다.) 선생님을 언급한 바로 뒤, 아이가 '와티(Wattie)'—우리가 많이 아꼈던 가정부입니다—에 대한 이야기를 했는데, 와티가 떠난 이유가 자기를 더는 좋아하지 않았기 때문이라고 말하더군요. 아이는 어린이집 아이들도 자기를 좋아하지 않는다고 했어요.

가브리엘은 7월 말부터 8월 초까지 매우 힘든 시간을 보냈습니다. 매우 우울했고 밤새 잠을 못 이루는 날이 많았어요. 처음엔 선생님을 볼 수 없다는 사실을 믿지 못하는 것 같았습니다. 엄마와 아빠가 작은 조각으로 잘려 어떤 용기

(container)에서 끓고 있는 꿈을 반복적으로 꿨습니다. 눈을 감을 때마다 그 장면이 떠올라서 가브리엘은 잠을 자지 않으려고 했어요.

다음은 아이의 이런 상태가 꽤 지속되고 있었던 8월 7일에 나눈 대화를 기록한 것입니다.

"그 꿈을 또 꿨어, 엄마아빠가 잘려진 꿈."

"그것들을 다시 모아서 더 좋게 만들 수는 없니?"

"안 돼, 나는 못 해. 그것들은 너무 작아. 산산조각이 났어. 그리고 뜨거운 물이 나를 다치게 해. 그건 입안을 아프게 하는 조그만 것들처럼 너무 작아. 난 반드시 위니코트 아저씨, 위니코트 선생님한테 가야 해. 선생님은 아픈 사람을 안 아프게 만들어주지? 내 생각에 선생님에게 나만큼 좋아하는 사람은 없을 거야.[24] 선생님한테는 매우 조심히 다루어야 할 물건들이 많아. 수잔이 그것들을 깨뜨릴 수 있기 때문에 수잔은 못 데려가."

이튿날 아이는 조각들을 겨우 모아도 누군가가 항상 그것을 부숴버린다고 말했습니다. 이 환상이 끝내 어떻게 될지는 모르겠습니다. 그 환상은 그냥 가라앉은 것 같습니다.

며칠 후 아이가 말했어요. "예전에는 내가 지금처럼 좋

..
24 만나지 못하는 기간이 길어지면서 가브리엘은 '와티'에 대한 연상에서 보듯 유기불안을 느끼고 있다. 아이의 이 말은 일종의 조적 방어 혹은 반동 형성으로 볼 수 있을 것이다(옮긴이).

은 아이가 아니었던 것 같아. 지금 난 착하고 깔끔한 아이야. 난 물건들도 잘 정리해." 아이는 물건을 정리하는 것을 매우 강조합니다. (지저분한 가정에선 그것이 좋은 일일 수도 있겠지요.) 전 아주 피상적인 수준에서만 아이를 이해하고 있는 것 같습니다.

엄마에게서 온 편지

(3주 후)

가브리엘이 선생님을 뵙고 싶다고 여러 번 말했습니다. 얼마나 급한 건지 저로서는 잘 모르겠습니다.

전에는 선생님한테 화가 났다는 것을 저한테 전해 달라고 말하면서, 선생님을 만나지 않겠다고 했습니다. 제가 선생님께 직접 말씀드리거나 편지를 쓰라고 하자 자기는 너무 부끄럽다고 합니다.

가브리엘은 요즘 부쩍 파괴적인 행동을 많이 합니다. 급하게 말썽 일으킬 것들을 찾기도 하고 이것을 자랑스럽게 떠벌리기도 합니다. 보통은 물건을 찢거나 자르거나 망가뜨립니다. 전반적으로 새로운 양상이네요. 아이는 걱정을 훨씬 덜해요. 제 말은 눈에 띄게는 덜하다는 것입니다. 또한, 오랫동안 자기 엄지손가락을 빨거나 머리를 꼬기도 합니다. 아이에게 무슨 문제가 있는 것이 틀림없습니다.

열두 번째 회기

(1965년 10월 8일)

택시를 타고 온 아빠와 가브리엘(만 4세 1개월)을 내가 현관에서 맞이했다. 아빠는 곧바로 대기실로 갔고, 나는 "안녕, 가브리엘"이라고 인사했다. 아이는 나를 뚫어지게 쳐다본 후,[1] 평소와 다름없이 선반 아래 장난감이 잔뜩 쌓여 있는 방으로 곧장 향했다. 가브리엘은 조금 무거워 보이는 가죽 가방을 매고 있었는데, 가방의 가죽끈은 아이의 어깨에 걸쳐 있었다. 만족스럽게 나를 바라본 후 아이는 바닥에

1 앞 회기로부터 4개월이 흘렀고 가브리엘의 전체 회기 중 가장 오랜 휴지기가 있었다. 그 사이 가브리엘의 바람과는 달리 위니코트는 시간을 내지 못했다(옮긴이).

앉아서 말했다.

"자, 장난감들 같이 봐요."

그런 다음 아이는 양 인형을 집어 들었다.

> **가브리엘** 우리 집에도 이런 인형 있어요. 늦어서 미안해요.
> 그런데 기차가 멈추고 멈추고 또 멈췄지 뭐예요. 그
> 리고 기차 뒤쪽에 불이 났어요. 다행히 아무도 다치
> 지 않았어요. (아주 어른스러운 언어!) 그래서 기차
> 가 한참 동안 멈췄어요. 기차는 안 멈추고 빨리 가
> 야 하는데 기차가 멈췄어요.

아이는 이렇게 말하면서 기차를 연결했고, 놀면서 혼자 중얼거렸다. 짧은 기차들과 함께 말과 화물차와 짐차를 옹기종기 모아놓았다. 객차들 중 일부에 연결고리가 없어서 당황했는데 나는 아이가 이렇게 속삭이는 것을 들었다.

"합칠 수가 없어…."

아이는 어떤 것은 고치고 어떤 것은 내버려두었다.

이때, 나는 바닥이 아닌 의자에 (처음으로) 앉아서 평소처럼 기록을 했다.[2] 아이가 평소처럼 나와 이 상황에 대해 바로 신뢰를 보이는 모습이 놀라웠다. 아이는 바닥에 앉아

••
2 이 즈음부터 위니코트는 이 만남을 책으로 출판할 생각을 했던 것으로 보인다. 이 회기 한 달 후에 그는 책의 서문을 쓴다(옮긴이).

서 놀고 중얼거리면서도 분명하게 나를 의식하는 것처럼 보였는데, 이는 "타인의 현존 하에 혼자 있을 수 있는 능력"[3]의 본보기 같았다.

아이가 새로운 장난감을 집기 위해 몸을 구부릴 때 우연히 아이의 몸이 내 다리에 닿았다는 사실을 나는 알아차렸다. 그 순간 아이의 행동에는 어떠한 과장도 없었고, 움츠러들지도 않았다. 아이는 아빠와 함께 있을 때와 비슷했다. 때때로 내 신발을 거의 깔고 앉듯 해서 다소 큰 소리로 혼잣말을 하거나 아니면 기차 소리를 내기도 했다. 15분쯤 지나 아이는 "휴" 하고 말했다. 좀 덥다는 뜻이었다. 어쩌다가 내 무릎에 머리를 기댔는데, 아주 자연스러웠고 억지스럽지 않았다.

나는 계속해서 아무 말도 하지 않았다. 가방은 여전히 가브리엘의 어깨에 걸려 있었다. 아이가 한쪽 팔로 자기 몸을 지탱할 때면 다른 한쪽 팔로 가방을 잡았다.

아이는 네 개의 긴 집을 정사각형 모양으로 배열하였고 가운데에 또 다른 집을 두었다. 이것에는 중요한 의미가 있었다. 아이가 담아주는 사람(container)이 될 수 있다는 것과 관련되어 있었다. 나는 마음속에서 이를 아이가 가방을

··

3 "the capacity to be alone in the presence of someone." 이는 위니코트의 핵심 사상 중 하나로 그가 1958년도에 발표한 논문 "혼자 있을 수 있는 능력(The capacity to be alone)"에서 다루는 개념이다. 이 논문은 이 회기가 있던 해인 1965년에 발표된 책 『성숙과정과 촉진적 환경』에 실렸다(옮긴이).

메고 있다는 점[4]과 연결했다. 이때 아이는 가방도 벗어던지고 카디건도 벗었다. 그러면서 계속 의자에 앉아있는 나의 무릎에 비벼댔다. 아이는 덥다고 했고, 실제로도 더웠다.

이제 아이는 팽이 조각을 가지고 놀았다. 여기서 희미한 불안의 첫 신호가 나타났다. 하지만 실제로 이번 회기 내내 불안이 현저하게 나타나지는 않았다. 불안의 신호는 아이가 기록하고 있는 나를 돌아보는 데서 드러났다. 이 팽이 조각은 예전에 아주 중요한 역할을 했던 몇 가지 장난감 중 하나였다. 아이는 또 다른 바구니에서 물건들을 꺼내서 하나하나 조금씩 떨어뜨려 배열하더니, 혼잣말을 했는데, 장난감과 같은 몇 개의 단어를 제외하고는 잘 들리지 않았다. 그런 다음, 아이는 돌아보면서 웃었다. 뭔가 특별한 일이 일어나고 있었다. 사실 아이는 오래된 작은 전구를 발견했는데, 그 전구는 과거 회기에 아주 중요한 역할을 한 바 있다.

가브리엘 여기에 치마를 입혀주세요.

내가 전구를 종이로 감싸자 숙녀처럼 되었다. 아이는 우리 앞에 있는 책 상자 위에 그것을 놓았다.

---

4 아이는 뭔가를 담는 기능이 있는 가방을 가진 자이다. 그런 면에서도 아이는 담아주는 사람이다(옮긴이).

나	이건 엄마니?
가브리엘	아니요.

회기 내에서 "예"와 "아니요"를 정확한 의미로 쓰는 것은 이 아이의 특징인 것 같다.

나	아! 그럼 이건 가브리엘이 언젠가는 커서 되고 싶은 거니?
가브리엘	네.

나와 접촉이 조금 더 있었고, 나는 지금 일어나고 있는 일에서 불안을 감지할 수 있었다. 아이가 손가락으로 작은 차를 문지르는 것이 보였다. 그것이 자위를 의미한다는 것을 알고 있었기 때문에 계속 아무 말도 하지 않았다.

가브리엘 이 차는 바보 같아요. 그러면 안 되는데 이리저리로 다녀요.

아이는 차를 손바닥 위에 놓고 계속해서 굴렸다. 그런 다음 여성으로 사용했던 작은 인형을 집어들었다.

가브리엘 이 아가씨는 항상 누워있어요. 눕고 눕고 또 누워요.

나　　　　이건 너의 엄마니?

가브리엘　네.

　나는 더 많은 정보를 얻으려 했지만 성과가 없었다. 아이는 계속 놀면서 말했다. "자 여기 또 뭐가 있나?" 아이는 혼잣말을 했다. "이거… 가져도 될까? 이것도… 이것도…." 그런 다음 아이는 어떤 동물에게 말했다. "너 일어서." 아이는 그중 한 동물에게 '검은'이라는 단어를 붙였다. "검은 건 아무것도 아니야. 근데 이게 뭐지?"

　나는 가브리엘이 '검은색'에 대한 생각을 사용하는 방식에 매우 흥미를 느꼈다. 이 주제와 관련된 새로운 생각이 등장했다.

나　　　　검은 것은 네가 보지 않는 것이니?

가브리엘　선생님은 검기 때문에 내가 볼 수 없어요.

나　　　　내가 멀리 있으면 나는 검고, 그래서 네가 나를 볼 수 없다는 뜻이니? 그래서 너는 나를 만나고 싶어 하고, 그렇게 나를 만나면 나를 잘 볼 수 있고, 그럼 나는 밝아지거나 검지 않게 되는 거니?[5]

5　'여기서 검은색은 부분적으로 일종의 방어이다. 즉 내가 없을 때 나를 기억하는 대신, 내가 없다고 안 보려고 한 건 아니라고 말하는 것이다'(위니코트 메모). 처음으로 검은색에 대해 부재와 상실과 관련해서 다루고 있다(옮긴이).

가브리엘 내가 멀리 가서 선생님을 보면 선생님은 완전히 검게 돼요. 그렇지요, 위니코트 선생님?

나 그래서 어느 정도 시간이 지나면 너는 나를 보러 와야 하는 거구나. 그래야지 내가 다시 하얗게 되니까.

가브리엘은 이러한 생각을 다룬 것 같았고, 다시 정교한 놀이로 돌아갔다. 화물차 위에 작은 인형을 세우려고 했지만, 불가능했다. 이러한 놀이를 하면서 아이는 머리를 내 무릎에 부딪혔다. 나는 무슨 일이 일어나고 있는지 충분히 이해하기 어려웠다.

나 만약 우리가 오래 못 만나면, 너는 검게 된 나인 이 검은 것을 걱정하는구나. 검은 게 무엇인지 알지도 못하게 되고.

여기에서 나는 불안한 상태에 출현하는 검은 엄마와 검은 대상들에 대해서 언급했다.

가브리엘 (매우 확신에 찬 어조로) 네.

나 그래서 네가 여기 왔을 때, 나를 다시 하얗게 만들기 위해서 뚫어지게 쳐다본 거로구나.

가브리엘 네.

이제 아이는 앉아있던 마룻바닥에 놓인 가방으로 관심을 돌렸다.

가브리엘 내 가방에 열쇠가 있어요. 이 안에 있어요. 저기에 있으면 좋겠다. (아이는 열쇠를 만지고 있었다.) 그걸로 선생님 문을 열 수 있어요. 만약 나가고 싶으면 내가 문을 잠가줄게요. 근데 여기에는 열쇠가 없어요. 그렇지요?

가브리엘은 꽤 오랜 시간에 걸쳐 가방의 버클을 잠그면서 중얼거렸다 "못하겠다. 아니, 할 수 있어." 아이는 같은 동작을 필요 이상으로 지나치게 반복했다. 마침내 가방을 잠그는 데 성공했고, 일을 많이 했다는 듯 크게 숨을 내쉬었다(갈등에 맞선 작업).[6]

아이는 다시 장난감으로 돌아갔고 작은 바구니를 지그시 바라보았다. 나는 앞서 언급한 것 외에는 침묵을 지켰다. 아이는 개(양) 인형을 집어 들더니 배 부분을 꾹 눌렀다. 이것은 아이가 이전 두세 회기 동안 했던 일을 떠올리게 했는데, 지난 회기에는 이곳을 아주 난장판으로 만들었

6 상실 및 부재의 문제를 피글은 문을 닫고 가방을 잠그는 능동적인 놀이 속에서 다루고 있다. '검어지는 게 아니라 검게 만들 수 있고, 또 거기서 빠져 나올 수 있다'는 개념을 훈습하고 있는 것으로 보인다(옮긴이).

다. 그때 아이는 다른 동물 인형의 배를 손으로 찔렀고, 속에 있는 것들을 온 바닥에 비워낸 바 있었다. 물론 아이도 그 행동을 떠올리고 이렇게 말했다.

"위니코트 아저씨. 그 개는 어디 있어요?"

나는 속이 비어있는 개 인형이 들어있는 큰 봉투를 가리켰다. 그러자 아이가 말했다.

"오!"

가브리엘은 다시 차를 만지작거리기 시작했고 자기 코와 입에 갖다 댔다. 그런 다음 연필 같은 것을 하나 집어들었는데, 빨간색 크레파스였다. 그 크레파스로 자기 배를 찌르더니 이윽고 '전구 숙녀'의 치마를 빨간색으로 색칠했다. 그러고는 옵트렉스 세안제 컵을 모자인 것처럼 램프에 씌웠다. 그리고 연필로 램프의 머리를 톡톡 쳤는데, 아마 색칠을 하려는 것 같았다.[7] 그런 다음 램프의 치마를 벗겼다. 아이는 전에 그 램프가 어른이 된 숙녀인 자신을 나타낸다고 이야기한 적이 있었다. 그러고는 아래쪽을 연필로 긁었다. 그리고 다시 치마를 입혔다. 치마에는 빨간 색깔이 묻었다.[8] 이후 아이는 큰 집에 작은 인형을 기대어 놓았다.

..

7 '사춘기의 전조'(위니코트 메모).

8 치료 전체에서 옵트렉스 컵이 위니코트의 몸을 상징한다고 보면, 이 장면은 위니코트와 가브리엘이 놀이 속에서 성적으로 접촉하고 있다고 볼 수 있다(옮긴이).

나	저건 뭐니?
가브리엘	쟤는 교회 안으로 총을 쏘고 있어요.[9] (그런 다음 아이는 줄곧 마음속에 있던 이야기를 했다.) 가방 안에 있는 개한테 무슨 일이 일어난 거죠? 걔는 거기 안 어디에 있어요?
나	원한다면 한번 보렴.
가브리엘	좋아요

아이는 오랜 시간 매우 조심스럽게 봉투 안을 살폈다. 그리고 끝까지 인형을 봉투 안에서 꺼내지 않았다. 마침내 아이는 봉투 입구를 돌돌 말아서 원래 있던 선반 아래에 놓더니 이렇게 말했다. "코가 떨어져 나갔어요. 코를 잃어버렸어요. 가방 안에 있는 개 말이에요."

나	지난번에 네가 안에 있는 것을 다 꺼내서 온 바닥에 뿌렸잖아.
가브리엘	맞아요.

나는 놀이를 시작하면서 해석을 덧붙였다. "내가 엄마였

9 앞의 맥락에서 보면 이 역시 성적 함의가 담겨 있다. 여기에서 가브리엘이 전에 뱃속을 꺼낸 개 인형을 떠올리는 이유는 그 결과 임신으로 연상이 이어지기 때문일 것이다 (옮긴이).

다면 그건 가슴이고, 내가 아빠라면 그건 쉬쉬인 거구나."
아이는 단호하게 말했다. "아니, 이건 쉬쉬예요."(여기서
'아니'는 가슴이 아니라는 것을 의미한다.)

나	너는 난장판으로부터 아이를 만들고 싶었구나.
가브리엘	그래요.
나	그런데 어떻게 해야 하는지 잘 모르는구나.
가브리엘	네, 몰라요.

이제 기차를 가지고 놀기 시작했는데, 분명하지는 않았
지만 어떤 불안을 보이기 시작했다.

가브리엘	이제 곧 우리는 기차를 탈 거예요. 집에 수잔을 놓고 왔어요. 우리가 이렇게 오랫동안 떠나 있었으니 아마 엄청 짜증부리고 있을 거예요.
나	기차 안에서 네가 아빠를 혼자 차지할 생각을 하니 조금 무서워지기 시작했구나. 네가 개 인형의 속에 있는 것을 꺼낼 때 내게 보여준 것과 같은 행동을 아빠한테 하고 싶다는 생각을 하니 말이야. 네가 나를 사랑하면 나의 쉬쉬를 먹고 싶어지는구나. (이는 무는 뱀에 대한 공포로 이전 회기에서 처음 나타났다.)

아이는 가지고 놀던 화물차 중 하나에게 말했다. "내 치마를 잡지 마!" 그런 다음 아이는 꽤 오랜 시간 동안 카디건을 입으려고 애를 썼다.

나	쉬쉬의 안을 다 먹는다는 생각을 하니까 무서워지기 시작했구나.
가브리엘	네. 맞아요! (이것은 사실 '덥지 않아요? 나 지쳤어요'를 의미한다.)
나	도와줄까?
가브리엘	아니요.

이제 나는 아주 많은 해석을 하였다.

나	너는 검은 위니코트를 생각하면서 조금 무서워졌어, 거기 있지만 볼 수 없어서. 아니면 거기에 위니코트가 진짜로 없어서 그 때문에 화가 난 거야. 너는 또 그 개가 나의 쉬쉬를 물었기 때문에 코가 떨어져 나갔다고 생각했어. 그래서 무서워진 거지. 그리고 내가 항상 네 것이 아니기 때문에 화가 났어. 나를 사랑하면 네가 나의 쉬쉬 안을 뜯어낼 것이라는 생각이 들어서 무서워진 거야.
가브리엘	그래요.

나	만약 그것이 엄마의 가슴이라면 너는 그 안의 것을 꺼내서 그걸 먹고 자랄 거야. 하지만 그것이 쉬쉬일 때는 그것으로 아기를 만들기를 원하지.
가브리엘	오! 맞아요!
나	네 가방 안의 열쇠가 말하는 것은 이런 거 같아. 가방은 나에게서 가져간 것을 보관하는 네 안의 장소 같은 거지. 네가 보관하려는 것은 쉬쉬인데, 그건 나중에 아기가 될 수도 있지.

이렇게 해석을 하는 내내 아이는 계속해서 카디건을 입으려고 했다. 이미 45분의 시간이 지나갔으며 아이는 모든 것이 끝났다는 식으로 이야기했다. 아이는 카디건을 입었고, 피곤해했다. 아이는 가방을 손으로 잡고 일어났다. 가방을 열더니 열쇠를 꺼내서 그것을 열쇠 구멍에 대고 긁어 댔다.

나	만약 네가 남자였다면 치마가 덮은 구멍 안으로 쉬쉬를 밀어넣었을 텐데.
가브리엘	나 기차 안에서 사과 주스 먹을 건데, 알아요? 아빠는 우리가 수잔을 위해서 조금 남겨가야 한다고 말했어요.[10]

..

10 '불안: 생각 속으로 방어적 퇴행을 함'(위니코트 메모).

나   나를 정말로 독차지할 수 있다고 생각하니까 조금 무서워진 거구나. 나나 아빠를 혼자 가지면, 들어가서 아기를 만드는 쉬쉬를 가지는 거지. 그러면 쉬쉬를 찾을 필요도 없고 그 안에 들어있는 것을 꺼낼 필요도 없으니 두려워할 필요도 없지. 다만 그것이 아주 좋으니 수잔이 질투할 거라 생각하겠지.

가브리엘은 다시 장난감을 가지고 놀이를 시작했다. 노는 내내 두드러진 불안은 없었으나, 아이의 행동과 말을 통해 유추해볼 수 있는 불안이 있었다. 처음에 아이는 두 개, 그다음에는 세 개, 그다음에는 네 개의 대상을 가지고 놀았다.

나는 아이의 행동이 두 사람을 결합시킬 수 있다는 것을 보여주는 놀이라고 해석했다. 엄마와 아빠 사이에 끼어들어 두 사람을 결합하거나 분리할 수 있고, 그래서 셋이 될 수도 있다. 그러나 수잔도 끼워넣기에는 무리가 있었다. 네 번째 장난감은 안 맞았다. 이러한 해석은 맞는 것처럼 보였다.

가브리엘   위니코트 아저씨. 나 화장실 갈래요. 금방 올게요.

그런 다음 장난감과 함께 자기 가방을 바닥에 두고는 확신에 차서 밖으로 나갔다. 아이는 조심스럽게 문을 닫았다.(그 문은 이전에는 고장 나서 닫기 어려웠다. 이제는 수리가 되었는데, 아이는 이것을 아는 것 같았다.) 아이는 3분 만에 돌아와서, 조심스럽게 문을 닫고, 다시 놀이를 시작했다.

가브리엘 (가방을 뒤지며) 넣었는데…. 어디다 넣었지? 어디더라? (반복해서) 열쇠가 여기 있어야 하는데 없어. 오, 저기 있다. (장난감들 사이에 놓여있었다.)

아이는 열쇠를 집어서 상담실의 문을 열려고 했다. (열쇠 구멍 덮개를 움직일 수 없었는데 위에 페인트칠을 해서 굳었기 때문이다. 내가 도와주려고 했지만, 실패했다.)

나   다른 쪽에서(밖에서) 해볼래?

가브리엘 그러다 밖에 갇힐지도 몰라요. (의도적 농담.) 나는 안에 있고 싶단 말이에요. 그리고 가고 싶으면 밖에서 열면 되죠. (이 방법은 불가능하다는 암시.) 나를 나가게 하려고 내가 안으로 들어가는 것은 불가능할 거예요. 그리고 곧….

나   이제 곧 마칠 시간이야.

가브리엘 응. 내가 밖에서 잠그면, 아저씨는 안에 갇힐 거예요.

나   그리고 가방 안 열쇠처럼 나도 가지는 거구나. (이런 말까지 할 필요도 없었다.) 이제 마칠 시간이야.

갈 준비가 된 아이는 가방을 정리하면서 정확한 위치에 열쇠를 넣었다. 그런데 가방 안에서 엽서가 떨어졌다. 내가 이야기하자 아이는 엽서를 보여주었다. "토끼 몇 마리가 강을 건너가고 있어요. 우리도 산책할 때 그렇게 해요." 아이는 나가서 자신의 마법 열쇠로 문을 닫고서는 "안녕"이라고 말했다. 대기실에서 아빠를 만나 같이 이곳을 떠날 때까지도 "안녕"을 계속했다.

논의

처음으로 내가 의자에 앉음.

1. 내재화된 대상=위니코트과 함께 담아주는 사람(container)의 주제가 등장. 안기고 보호받기.

2. 치마 입은 소녀로서의 가브리엘.

3. 여성 자위행위로서 클리토리스 활동.

4. 항상 누워있는 여자에 대한 생각(생리 주제에 대한 준비).

5. 부재(absence)의 부인(denial)으로서의 검음(보지 않기의 부인으로서 바라보기), 부재하는 대상의 기억을 덮기.

6. 가방의 잠금장치. 문의 열쇠.[11] 치마에 묻은 붉은색 (생리). 여성의 성기 에로티시즘에 대한 생각(외음부, 질).

7. 파우누스(혹은 개)의 배에 가한 가학적 공격에 대한 경계.

8. 남자로부터 생겨나는 아기. 감당해야 하는 미성숙함.

9. 네 번째 사람에 대한 주제. 동생(수잔)을 위한 자리는 없음.

엄마에게서 온 편지

저에게 가브리엘과의 지난 회기 기록을 보내주셔서 매우 감사했습니다. 정말 친절하시군요. 제가 이 기록을 얼마나 기쁘게 읽었는지 선생님이 아시면 좋겠습니다.

아이가 지난 회기 이후 훨씬 차분해졌다는 사실을 남편이 전화로 선생님께 말씀드렸으리라 생각합니다. 아이는 엄지손가락도 덜 빨고 파괴적인 행동도 줄어들었습니다. 자신의 결점들에 대해서도 유머 감각을 가지고 생각하는 것 같습니다.

이전 편지들에서는 뭔가 잘되거나 혹은 제자리를 찾아가는 것에 대해서는 이야기하지 않고 언제나 가브리엘이

••
11 이는 프로이트가 『꿈의 해석』이나 '도라' 사례에서 다뤘던 전형적인 프로이트적 상징 해석이다(옮긴이).

얼마나 문제가 많은지에 대해서만 말씀드렸다는 생각이 며칠 전에 들었습니다. 당시에는 그 문제들이 참 급하게 느껴졌습니다.

아실지도 모르지만, 선생님께 편지를 쓰는 일이 제게 도움이 되었다는 사실을 말씀드리고 싶습니다. 편지를 쓰는 일은 제 혼란과 두려움에 어떤 형태를 부여해주었고, 저는 그것이 깊은 이해와 함께 받아들여질 것임을 알고 있었습니다. 그렇게 선생님과 연결되어 있다는 느낌을 주었지요. 이 모든 것은 가브리엘에 대한 불안을 극복하고 아이와 적절한 관계를 맺도록 도와주었습니다. 수잔이 태어날 당시, 저는 강렬한 불안을 느꼈습니다. 너무 미웠던 남동생이 제게 한 명 있다는 사실을 말씀 드린 적이 있는지 잘 기억나지 않습니다. 그 남동생이 태어났을 때 제 나이는 수잔이 태어났을 때 가브리엘의 나이와 거의 같았습니다.[12]

엄마에게서 온 편지

제가 선생님께 막 편지를 쓰려고 앉았을 때, 선생님의 편지

..

12 엄마의 불안이 가브리엘에게 전달되었을 가능성을 고려할 수 있는 중요한 단서이다. 엄마의 비일관적인 태도, 간헐적으로 보였던 과도하게 허용적인 모습도 가브리엘과의 동일시를 통해 이해해볼 수 있다. 정신분석가였던 엄마가 이 중요한 정보를 지금까지 제공하지 않았던 데에는 '잘 기억나지 않습니다'라는 전형적 표현에서 유추할 수 있듯 무의식적 동기가 있을 것이다. 저스틴 칼라스 리브스(Justine Kallas Reeves)는 현대 가족치료였다면 이 주제를 다뤄야 했을 것이라고 쓴다(옮긴이).

가 왔답니다. 가브리엘은 매우 잘 지내는 것처럼 보입니다. 여전히 청승맞게 손가락을 빠는 행동이 가끔 나타나지만, 아이는 진심을 다해 놀며 자신만의 놀이를 찾습니다.

이삼 일 전에는 나쁜 꿈을 꾸었다고 호소했습니다. "위니코트 선생님이 날 돕지 않아" 하더니 "넘어진 텔레비전 안테나를 사람들이 어떻게 세웠지?"라고 말했습니다.

이튿날 점심에는 "위니코트 선생님한테 가면 갈수록 더 나쁜 꿈을 꾸는 것 같아"라고 하길래 저는 약간 과장해서 말했습니다.

"나쁜 꿈들이 네게 말하고 싶은 게 있는 거니, 귀를 기울여야 해."

"나는 듣고 싶지 않은 걸."

그리고 가브리엘은 수잔에게 "우리는 위니코트 선생님에게 꿈을 오려낼 수 있는 칼을 보낼 거야"라고 말했고, 저에게는 "왜 위니코트 선생님이야?"라고 물었습니다. (이것은 아이가 자주 묻곤 했던 질문입니다.) "왜냐하면 그분은 의사 선생님(doctor)이니까." 그러자 가브리엘은 초콜릿을 가리키는 수잔의 말인 '독독(docdoc)'을 가지고 말장난을 했습니다.

점심식사 이후에 아이는 편지를 제게 불러주었습니다. 그 편지를 동봉해드립니다. 나중에 가브리엘은 이렇게 말했습니다. "나중에 위니코트 선생님이 이 편지를 받고선 재밌어하겠지." 저는 "이것은 재밌는 거니, 아님 심각한 거니?"라고 물었고 아이는 "둘 다야"라고 말했습니다.

가브리엘에게서 온 편지
(엄마가 받아적음)

선생님에게 꿈을 오려낼 수 있는 칼을 보낼게요. 그리고 물건들을 들어올릴 수 있는 우리의 손가락을 보낼게요. 그리고 눈이 오면 핥을 수 있는 눈뭉치를 보낼게요. 그리고 사람을 그릴 수 있는 크레용을 보낼게요. 대학에 갈 때 입을 수 있는 정장을 보낼게요.

선생님의 꽃과 나무와 연못의 고기들에게 행운을 빌어요.

사랑하는 가브리엘로부터.

우리는 머릿속에 간절한 소망을 담아 선생님을 보러갈 거예요.

(사실 내겐 정원이 없고, 상담실의 뒷창문을 통해서 조그마한 옥상 정원이 보일 뿐이다.)

엄마에게서 온 편지

제가 삼사 일 전에 선생님께 편지를 보낸 이후로 가브리엘은 매우 슬퍼하면서 바닥에 누워 손가락을 심하게 빨아댔습니다. 사소한 자극에도 눈물을 보였으며 밤에도 잠을 이루지 못했습니다. 아이는 간절히 선생님을 만나고 싶어합니다. 선생님에게 쓴 편지에 자신이 무슨 말을 했는지 몇 번이고 물어보았습니다, 무슨 말을 했는지 잊어버렸다고 하면서 말이죠.

편지를 쓴 다음날 아이는 바닥에 누워서 엄지손가락을 빨고 있었습니다.

"피곤하니?"

"아니. 슬퍼."

"응?"

"선생님 때문에 슬퍼, 선생님 쉬 때문에 슬퍼."

"내일 위니코트 선생님 만나고 싶어. 이번엔 진짜 중요한 걸 말해줄 거야."

"다행히도 너는 아는구나. 대부분의 사람들은 모르는데."

"나도 몰라. 근데 나는 언제든지 선생님한테 말할 수 있어."

아이는 '우연하게도' 계단 꼭대기에서 사과 바구니를 수잔에게 떨어뜨렸어요. 그래서 수잔의 전화기가 부서졌습니다. 그 후로 아이는 자신에게 매우 화가 나서 수잔에게 자기를 때려달라고 하고, 그런 다음 아주 세게 자기를 때리기도 합니다. 이렇게 스스로를 처벌하는 사나운 행동이 조금은 두렵게 느껴집니다. 이러한 행동들이 아주 최근에야 나타났음에도 말이지요.

추신. 이 편지를 다시 읽고 제가 상황을 너무 어둡게만 보고 있다는 느낌을 받았습니다. 제가 쓴 이야기들은 최근에 갑작스럽게 일어난 일입니다. 이러한 일이 일어났음에도 불구하고 가브리엘의 상황은 선생님과의 최근 회기 이후로 전반적으로 좋아지고 있습니다.

열세 번째 회기

(1965년 11월 23일)

가브리엘은 평소와 달리 수줍어하면서 들어왔다. 이제 4세 3개월이었다. 아이는 방에 들어오자마자 문을 닫고 곧장 장난감 쪽으로 갔다. 나는 다시 의자에 앉아서 책상에서 기록했다.

가브리엘 이리 나와. (아이는 혼잣말을 많이 하면서 바닥에 모든 장난감을 펼쳐놓았다.) 교회는 저리 가야 하는 거지요? 위니코트 아저씨? (아이는 특이한 방식으로 집을 배열하였다.) 이 줄에는 작은 집, 저 줄에는 큰 집.

우리는 그것이 마치 '아이 줄'과 '어른 줄' 같다고 이야기를 나눴다.

가브리엘 응, 이건 어른들이에요. 그리고 여기 있는 것들은 아이들이에요.

그러고 나서 가브리엘은 아이들을 어른들에게 하나씩 할당했다.

가브리엘 수잔이 저녁밥을 기다리다가 유모차에서 떨어져서 입술을 다친 거 알아요? 수잔은 저녁을 먹고 있었어요. 그러다 자기 입술 깨물었는데 이젠 나았어요. 재밌지요? 나았어요.

나 너도 나았니?

가브리엘 아니요. 저는 오랫동안 긁은 상처가 있어요.

아이는 자기가 수잔과는 반대라고 하면서, 아픈 부위를 보여줬다. 나는 아이가 다양한 역할 속의 나에게 말하고 있다는 것을 느꼈다.

나 수잔은 나를 보러 온 적이 없단다.

(나는 아이가 종종 수잔을 데려오고 싶어하는 것을 알았지만, 수잔을 데려오지 않고 혼자서만 나를 독점하는 것이 매우 중요하다는 것 또한 알고 있었다.) 아이는 계속 놀면서 말했다. "이것 좀 봐요. 이게 기차에서 떨어졌네. 내가 혼자 고칠 수 있어요." 그러고는 그것을 고쳤다.

나	넌 고치는 사람이 될 수 있어, 그러니까 이제 고치는 사람인 내가 필요하지 않아. 그래서 나는 이제 위니코트 아저씨야.[1]
가브리엘	어떤 남자들이 기차를 고치고 있었어요. 자리가 없어서 우리는 서 있어야만 했어요. 그래서 걷고 또 걸어서 앉을 곳을 찾아냈어요. 가방이 있는 곳에 앉았는데, 누군가 가방을 거기에 남겨놓은 거였어요.

아이는 화물차 두 대를 배열했는데, 때로는 화물차의 앞부분끼리, 때로는 뒷부분끼리 서로 맞댔다. 그런 다음 아이는 "모든 왕의 말을 넣을 순 없고…"라고 말했다.

··
1 이 회기 전날 『피글』의 서문을 쓴 위니코트는 이제 종결의 준비를 하려는 것으로 보인다(옮긴이).

나	그 사람들은 험프티덤프티(Humpty Dumpty)[2]를 고칠 수 없어.
가브리엘	그럼요. 그는 계란이었으니까.
나	네가 고쳐질 수 없다고 느끼는구나.[3]
가브리엘	매일 밤마다 수잔은 계란을 원해요. 수잔은 계란을 엄청 좋아해요. 나는 별로 안 좋아하는데. 수잔은 계란을 너무 좋아해서 계란만 먹어요. 재밌죠?

이때 아이는 실제로 기차를 고치는 데 어려움을 겪고 있었다.

가브리엘	이거 어디에 묶어야 되나요? 갈고리가 없어요. 우리 찾아볼까요?

다양한 기차, 화물차, 집들이 장난감들과 함께 나란히 배열되어 있었지만, 강박적으로 정확하지는 않았다. 가브리엘은 "위니코트 선생님에겐 내가 갖고 놀 수 있는 장난감이 많아"라고 말했고, 기차가 있던 장난감 더미 안에서 또 다른 기차들을 꺼내 계속 만지작거렸다.

··

2 영국 전래동요에 나오는 주인공, 담벼락에서 떨어져 깨져버린 달걀의 의인화로서 『이상한 나라의 엘리스』에서도 담장 위에 앉아있는 달걀로 등장한다. 위니코트는 '왕의 말'에 대한 이야기에서 『이상한 나라의 엘리스』를 연상한 것으로 보인다(옮긴이).

3 나는 이것이 잘못된 해석이라고 생각한다. 놀이가 무르익기를 더 기다렸어야 했다.

가브리엘 갈고리가 여기서 떨어져나갔네. 참 바보 같지 않아요? 내가 이걸 고쳐야지. (아이는 아주 능숙하게 고쳤다.) 나는 진짜 이거 다시 끼워 넣을 수 있어요.

나 가브리엘도 고치는 사람이구나.

가브리엘 아빠는 물건을 잘 고쳐요. 우리는 둘 다 똑똑해요. 엄마는 하나도 안 똑똑해요. 학교에서 나 혼자서 짐차도 만들고, 수잔 것도 만들었어요. 만들면서 온몸에 풀이 묻었지 뭐야. 풀로 엉망이 되었어요. 내가 만든 건 진짜 멋진 짐차였어요. 하지만 수잔한테 줄 건 학교에 놓고 왔어요. 방학이 돼서 가져올 수가 없었어요. 위니코트 아저씨, 기차가 천천히 가지만 런던까지 한 번도 멈추지 않는 거 알아요? (오늘은 눈이 쌓여 있었다.) 그리고 다시 빠르게 갔어요.

갑자기 가브리엘은 머리 위의 선반에 있는 큰 그릇을 발견했다.

가브리엘 중국 그림이 그려진 저 그릇이 마음에 들어요.

아이는 그릇 위의 놀고 있는 아이들 그림을 자세히 살펴보았다. 우리는 그것을 계속 돌려보았다. 아이는 "아이들 중 한 명이 쓰러졌어요"라고 말하면서, 자세히 들여다보며 좋아했다.

> **가브리엘** (노래하면서) 선생님을 오랫동안 보지 못해서 선생님 보러 왔을 때 부끄러웠어요, 내일도 내일도 또 내일도 선생님을 볼 수 없어요.

> **나** 못 보니까 슬프니?

> **가브리엘** 네. 선생님을 매일 보면 좋지만, 학교에 가야 하잖아요. 학교는 가야 하거든요!

> **나** 예전에는 네가 '고치려고' 왔었지. 그렇지만 이제는 좋아서 오는구나. 네가 고치러 왔을 때는, 학교에 가야 하든 가지 않든 여기에 왔었지. 그런데 지금은 여기를 좋아하게 됐는데도 그렇게 자주 올 수는 없구나. 이건 슬픈 일이야.

> **가브리엘** 선생님을 보러 올 때 나는 손님이 되는 거예요. 그런데 선생님이 옥스퍼드에 오면 나의 손님이 돼요. 이상하지 않아요? 아마도 선생님은 크리스마스가 지나면 올 거예요.

> **나** 오늘 너에게 뭔가 고쳐야 할 것이 있을까?

> **가브리엘** 아니, 나는 더 이상 부수지 않아요. 이제 난 물건들을 조각조각 부서뜨려요. 이 나사가 들어갔네.

> **나** 맞아, 너는 그것을 스스로 고쳤어. 그리고 너는 네

스스로를 고칠 수 있어.[4]

가브리엘   수잔이 오늘 강아지 상자 안으로 들어갔어요. 이건 새로운 장난감이네요.

아이는 코끼리를 밟고 있었고, 코끼리가 꽥꽥 소리를 냈다. 이때 아이는 잘 고쳐지지 않아 고생하던 기차를 같이 고치자고 했다.

가브리엘   선생님은 의사예요, 진짜 의사. 그래서 위니코트 선생님이라고 부르는 거예요.

나   너는 고치려고 오는 거니, 아니면 재미있어서 오는 거니?

가브리엘   재미있어서. 왜냐면 더 많이 놀 수 있으니까요. (아이는 이를 아주 단호하게 말했다.) 밖에서 누가 휘파람 부는 소리가 들려요.

그 소리를 듣지 못한 나는 이렇게 말했다. "내가 글씨 쓰는 소린가?"

가브리엘   아니. 누가 이제 빵빵거리고 있어요. (그건 사실이

••

4 나는 '네 안에는 네가 항상 데리고 다니는 위니코트 수리공이 있어'라는 식의 말들을 할 수도 있었다.

었다.) 갈고리가 부족해요. 여기 올 때 좀 일찍 와서 좀 돌아다녔어요. 수잔이랑 엄마를 위해서 뭘 사야 해요. 저는 수잔이랑 엄마가 참 좋아요.

나 　지금 여기에는 가브리엘과 나만 있단다. 네가 나를 보러 올 때, 수잔이 짜증을 내니?

가브리엘 　수잔 알아요? … 걔는 내가 춤추는 거 보는 걸 좋아해요. 수잔이 몇 살인지 알아요? 두 살이에요. 나는 네 살. 다음 생일이 되면 나는 다섯 살이 되고, 수잔은 세 살이 돼요.

이 무렵 아이는 거의 모든 장난감을 수평으로 쭉 배열했고, 대략 열 개쯤 되는 선이 만들어졌다. 하나의 선에는 세 개의 집이 비스듬히 세워져 있었다.

가브리엘 　위니코트 선생님, 화장실 좀 갔다 올게요. 장난감 잘 보고 있어요. 아빠가 들어오지 못하게.

아이는 나가면서 조심스럽게 문을 닫고, 3분 동안 자리를 비웠다.

가브리엘 　저기요… 위니코트 아저씨, 저 다른 때보다 더 오래 있을래요. 시간이 더 있으면 더 많이 놀 수 있으니

까. 저 빨리 갈 필요 없어요.[5]

나   가끔 너는 뭔가가 무서워지지. 그러면 갑자기 가고
       싶어지고.

가브리엘 왜냐하면 늦으니까요. 이거 못 풀겠어요. (내가 그
        것을 풀어 주었다.) 선생님 이걸 저 위에다가(선반
        위, 일곱 살 소녀의 초상화 옆에) 올려줄 수 있어요?
        이것도 올릴 수 있을 거예요. 그거 내리지 말아줘
        요. 저기에 놔줘요.

나   네가 다음에 올 때까지 저기 둘게. 이러면 너는 다
       음에도 또 올 수 있을 것 같구나.

가브리엘 항상이요.

그리고 아이는 타원 모양의 액자에 들어있는 초상화를
보고 말했다. "이것 봐요, 이 여자는 계란 안에 들어있어요."

나   만약 있을 곳이 없었다면, 그 여자는 험프티덤프티
       처럼 되어서 산산조각이 났을 거야. 그러나 여기에
       는 네가 있을 수 있는 곳이 있단다.

그리고 나서 아이는 나에게 계란에 대해 설명했다.

••
5 '자기 만족에 대한 역량. 하지만 불안을 일으킴'(위니코트 메모).

가브리엘 계란을 완전히 삶지 않고 말랑말랑할 때 깨면, 흘러 내려서 온통 더러워져요. 근데 완전히 삶아 까면 부스러질 뿐이에요.

나 내가 계란으로 가브리엘 주위를 감싼다면 넌 괜찮아지지.

가브리엘 맞아요.

아이는 파란 집들을 모두 집어서 원으로 배열했고, 가운데에는 빨간 집을 하나 놓았다. "이렇게 집들을 쭉 늘어놓을 거야"라고 말하고는 모든 집들을 서로 바짝 붙여 세웠다.

가브리엘 집이 더 있으면, 이 줄 안에 놓아야지.

아이는 이제 작은 사람, 나무, 동물들을 모으기 시작했다. "많이 있어요."(계속 말을 했다.) 아이는 그것들을 카펫 위에 가능한 한 띄엄띄엄 세웠다. 아이는 행복하고 편안하고 만족스러워 보였다. 또한 창의적이고 상상력이 풍부한 상태였는데, 혼잣말을 하고 있었기 때문에 무슨 말을 하는지는 잘 알아들을 수 없었다. 아이는 나에게서 등을 돌리고 앉아 이런 의미의 말을 한 것 같다. "이렇게 두고 갈래요. 위니코트 아저씨, 이거랑 이거랑 이거 좀 가져가도 돼요? 다시 가져올게요. 나 두 개 가져가고, 서너 개는 남겨

둘게요. 나는 세 개만 가질 거야." (사실, 회기의 마지막에 아이는 아무것도 가져갈 필요를 느끼지 않았고, 분명히 이 일을 잊었다.)

가브리엘 누가 욕조 청소할 차례예요?

그 대답은 복잡한 것 같았다. 아마도 욕조를 청소할 수 있는 권리를 놓고 생긴 동생과의 경쟁의식과 관련이 있는 것 같았다. 나는 이 경쟁이 실제라고 생각하지는 않았으며, 부모의 관점에서 그것을 이해하려 했다. 아이는 동물 몇 마리를 손에 들고 동물 소리를 내고 있었다.

가브리엘 나는 욕조 청소하는 걸 좋아해요. 선생님은 거기에 있어요. (아이는 동물들과 말하고 있었다.) 소 너 말고, 개 너 말이야. 소, 너는 절대 움직이지 마. 움직이면 넌 마녀로 변할 거야.

나 지금 꿈 이야기 하는 거니?

가브리엘 네. 근데 저는 꿈이 싫어요. 무서워요. 발이 아주 쪼그만 작은 사람으로 변하는 것은 진짜 끔찍해요. 전 아침에는 거인으로 변했어요. 옛날에는 가게가 없었대요.

나 뭐라고? (나는 아이가 계속하도록 격려했다.)

가브리엘 음… 걔네들은 가게를 만들지 않았어요. 만약에 라 벤더를 팔고 싶으면, 돌아다니면서 노래를 불렀어 요. '라벤더 살 사람.' (노래를 부르며) …. 라벤더 는 1페니예요. 만약에 수잔이 아무도 계단을 못 올 라가게 한다면, 걔네들은 6펜스를 내야 해요. 그건 너무 많지 않아요? 나라면 1페니만 받을 텐데… 그 정도면 많지 않지요?

나는 아이가 의미하는 것을 이해하려고 애썼다. 그것은 수잔이 못되게 굴고 있는 것과 관련이 있었다. 그리고 아이 는 창밖을 내다보았다.

가브리엘 저 집 옥상에는 정원이 있네. 신기하다. 난 저기 올 라갈 수 없어요. 저 사람들은 어떻게 꽃에 물을 주 지? 쇠막대기로 창문을 연 다음, 굴뚝으로 물을 올 려. 그러면 꽃에 물이 뿌려지고 모든 것이 물에 젖 어. 숟가락을 굴뚝에 올려놓고 물을 떨어뜨려. 그리 고 그걸 계속해. (잠시 쉬었다가) 저거 선생님 창고 예요? 아. 선생님은 저기에 갈 수 없지, 그죠? 저거 가짜 꽃인가?

나 아니, 진짜 꽃이야.

가브리엘 저는 가짜 꽃도 좋아요. 저건 가짜 꽃이에요. (그건 사실이 아니다.)

나	너는 진짜 아이나 동물이 좋아? 아니면 플라스틱 가짜가 좋아? (여기서 아이는 진짜를 선택했다.)
가브리엘	저기 나무로 된 건 뭐예요? (아이는 다른 아이가 남기고 간 나무로 된 원통형 자를 발견했다. 그것은 책들 사이에 끼어 있었다.) 이거 꺼낼까요?
나	그러렴.
가브리엘	이거 어디에 쓰는 거예요?
나	그건 자야.

가브리엘은 마치 원래 찾고 있던 것인 양, 자를 밀대처럼 사용했다. 처음에는 빵 반죽을 미는 것처럼 사용했고, 두 번째는 요리사가 쓰는 것처럼 사용했다. 나는 아이에게 이것을 언급했다. 굴리기는 방 전체를 활용하는 놀이로 발전했다.

가브리엘	여자가 물건을 고치러 오면, 요리사는 자러 가는 척해요. 그럼 선생님이 여자한테 정신을 차리라고 말해야 하고, 그런 다음 여자는 요리를 더 할 거예요.

가브리엘은 위니코트가 한 가지 역할을 할 때, 위니코트의 다른 역할들에 어떤 일이 일어나는지 표현하려고 애쓰

고 있었다. 고치는 위니코트 선생님이 휴가를 떠나버렸기 때문에 요리를 하는 위니코트 아저씨가 생겨났다. 고치는 것이 필요할 때는 위니코트 선생님이 돌아온다. 그리고 나서 아이는 가스 불로 갔다.

가브리엘   가스 불 어떻게 켜요?

나는 어떻게 하는지 보여주었다.

나   이제 고치는 위니코트랑 요리하는 위니코트는 사라졌네. 또 다른 위니코트가 있는데, 바로 가르치는 위니코트야. 그리고 이제 노는 위니코트가 있어.

(이 상황에서 나는 네 가지 역할 중 가장 가치 있는 것은 노는 역할이며, 내가 그러한 역할을 할 때 가브리엘은 '내 곁에서 홀로'인 상태에 있다는 것을 확실히 알 수 있었다.) 아이가 생각해낸 또 다른 역할이 있는데, 그것은 쓰레기통을 사용하는 것과 관련이 있었다. 그 쓰레기통은 다 사용해서 쓸모가 없어진 것을 제거하는 데 도움을 주는 것으로, 이 또한 위니코트 역할 중 하나였다(쓰레기통 위니코트).
이 과정에서 가브리엘은 원통형의 자를 이리저리 굴리는 복잡한 놀이를 개발했다. 우리는 자를 앞뒤로 굴렸고,

아이가 내게 점점 다가와서, 마침내 자가 내 무릎에 부딪혔다. 여기서 아이는 중요한 다섯 번째 역할을 나에게 부여했는데, 그것은 아이가 움직일 때 부딪혀주는 사람이었다. 이 사람이 있어 아이는 진정한 자신으로부터 자기가 아닌 것을 구분해낼 수 있었다. 그때 자가 내 무릎을 치자 나는 뒤로 물러섰고, 아이가 필요로 하는 만족감을 주기 위해 즐겁게 놀이에 참여했다. (이 나이의 아이들이 놀이로부터 의미를 얻기 위해서는 우선 놀고 즐겨야 한다. 원칙적으로 분석가는 놀이 내용을 해석하기 이전에 놀이를 즐겁게 만들어야 한다.)[6]

가브리엘은 나를 사용한 방법들의 목록을 완성한 것 같았다. 아이가 회기 마지막에 평소보다 조금 더 머물고 싶어했던 것은 두려움을 느끼지 않을 때 나와 함께 있는 것을 좋아했기 때문이었다. 또한 아이가 한 사람으로서 나와의 관계로부터 기쁨을 얻고 이를 긍정적으로 표현할 수 있었기 때문이다. 회기의 마지막 순간 아이는 내 역할의 목록에 한 가지를 더 추가하고 이렇게 말했다. "선생님이 정리해주세요." 그리고 아이는 매우 조심스럽게 문을 꼭 닫고

----

6 놀이에 대한 위니코트의 핵심 사상이 드러난 문장이다. 클라인은 놀이를 해석을 위한 자료로 보았지, 놀이 자체에 의미를 부여하지 않았다. 하지만 여기에서 위니코트는 클라인에서 벗어나 놀이에 고유한 중요성을 부여한다. 이에 대한 사유들은 위니코트가 1971년 출판한 『놀이와 현실』에 풍성하게 담겨 있다. 혹자는 피글과의 경험이 놀이에 대한 사유를 심화하는 데 큰 영향을 주었을 것이라고 말한다(옮긴이).

나간 후, 대기실에서 아버지를 데려왔다. 이 순간에 나는 문을 열고 둘에게 작별 인사를 했는데, 이것은 아빠를 위한 제스처였다. 나는 가브리엘이 나에게 말하고 싶었던 것을 다 마무리한 것 같다고 느꼈다.

논의

1. 아이들에게 어른을 할당함. 나를 독점함.
2. 자신의 '수선공'이 되는 능력이 발달.
3. 기차(분석)는 천천히 움직이지만, 그럼에도 런던(도착지)에 당도함.
4. 종결을 예상하면서 느껴지는 슬픔.
5. 나의 삶에 가브리엘 자신의 자리가 있다는 것에 대한 안전감.
6. 단단히 결합되었음에[7] 대한 표현. 아이는 이제 만족을 느끼고 창조적이 됨.
7. 아이가 위니코트에게 시킨 다양한 역할들에 대한 검토.

----

7 원문은 'having been solidly put together'이다. 분열되고 여러 조각으로 흩어져 있던 자기(self)의 요소들이 단단히 결합되었다는 의미로 보인다(옮긴이).

부모에게서 온 편지

(해외 휴가 중 작성됨)

가브리엘이 선생님의 편지를 우리에게 보여줬어요. 다음 약속을 잡아주시다니 너무나 감사한 일입니다.

여러모로 아이의 상태는 매우 좋습니다. 요즘 아이는 팔팔하고 생기 넘치며, 놀이와 노래를 지어내는 데는 꽤 창의적이기까지 하답니다.

이곳에서 아이는 몇 시간씩 걷기도 하고, 빙하 물에서 노를 젓기도 하는 등 꽤 고된 일들을 즐겨 하고 있어요. 아이는 스스로 '황소 소녀(bull girl)'라 부르는 자기의 측면과 잘 접촉하고 있답니다.

낯선 사람, 특히 낯선 남자를 보면 아이는 매우 수줍어하고 가식적이 되며, 보기 좀 불편할 정도로 여성스러운 척을 합니다. 대부분의 사람들은 호기심 가득한 모습의 가브리엘보다는 곱슬머리에 명랑하고 당돌한 동생 수잔에게 더 쉽게 다가가요.

가브리엘은 이제 수잔과 매우 친하게 지냅니다. 아이는 수잔을 세심히 보살피고, 어떤 땐 꼬드기기도 해요. 가끔은 우리와 수잔 사이의 중재자 노릇도 하고 있습니다. 우리는 아이가 수잔을 직접 공격하기보다는 수잔의 관심을 돌리거나 기발한 방법들을 이용해서 자기 뜻대로 조정하는 것을 보며 많이 놀랍니다. 그렇지만 때로 가브리엘은 속수무

책으로 질투에 사로잡혀 비참해집니다. 그럴 때면 수잔이 뭘 해도 불만이에요. 하루는 가브리엘이 수잔과 격렬하게 싸우다가 갑자기 수잔에게 뽀뽀를 하며 말했어요. "그래도 난 널 좋아해." 이것은 가브리엘을 열렬히 우러러보다가도 가브리엘의 우월성을 무자비하게 파괴하고자 하는 수잔과는 매우 다른 모습이랍니다.

열네 번째 회기

(1966년 3월 18일)

아이의 아빠가 가브리엘(4세 6개월)을 데려왔다. 아이는 다시 여기에 왔다는 것이 매우 기쁜 것 같았다. 나는 현관에 가만히 서 있었고, 아이는 아빠 뒤에 숨어 살금살금 집안으로 들어왔다. 아이는 바로 방으로 들어가며 말했다.

"코트 벗을래요."

아이는 곧 코트를 바닥에 떨어뜨리고 바로 장난감으로 향했다. 장난감들을 나열하는 내내 끊임없이 이야기했다.

"저… 저… 저… 아, 이거 엉켰어요."

나는 아이의 코가 심하게 막혀 있다는 것을 깨달았다. 아이는 기침을 하긴 했지만 신체적으로 매우 건강해 보였다.

가브리엘 저기, 저기에. 바로 그거야!

아이는 나에게 등을 보인 채 바닥에 앉아 뭔가에 매우 열중하고 있었는데, 이전의 회기들과 자신을 연결시키고 있는 것 같았다. 아이는 뭘 하고 있는지 말로 표현했다.

"이거 정말 이렇게 하는 거 맞아요? 아니에요?"

아이는 초자아를 드러내고 있었고 그와 쉽게 동일시했다. 나는 말했다.

"응, 맞는 것 같아. 근데 그냥 네가 원하는 대로 해도 돼."

가브리엘은 장난감을 어떻게 찾았는지 계속 말했다. 하나의 주머니에 모든 것을 넣어놓은 줄 알았는데, 실제로는 한 주머니에서 두 개를 찾고 다른 주머니에서 두 개를 찾았다. 아이는 여러 종류의 객차들을 연결시키려 노력했다. 그러고는 전에도 가끔 그랬듯이 나에게 뭔가 고칠 것을 주었다. 내가 고치고 있는 동안 아이는 책장에 있는 새로운 장난감으로 갔다. 그것은 어린 소녀를 태운 썰매를 끄는 어린 소년 모형이었다.

가브리엘 이거 크리스마스에 받으신 거예요? 예쁘다. 이거 되는 거예요?

나   이건 네가 된다고 상상할 때만 작동하는 거야.[1]

이제 아이는 내가 고친 것을 가지러 왔다.

가브리엘   감사합니다. 이제 장난감들을 다 꺼낼 거예요.

아이는 모든 장난감을 바닥에 한 무더기로 쌓았고 이렇게 옛 친구들과 새롭게 접촉했다.

가브리엘   이것 봐요. 이 바구니에는 딸기 자국이 있어요. 이것도 그렇고.

그것은 둘 다 딸기 바구니였다. 아이는 감탄하는 소리와 함께 바구니를 들어 다른 장난감 위에 쏟아 비웠다.

가브리엘   이거 저기 있어야 하는 거 맞죠?

이번에는 책장에 놓여 있던 나귀와 수레를 집어 들었다.

나   그게 어떻게 저기에 들어갔지?
가브리엘   우리가 지난번에 저 위에서 꺼냈잖아요.

··

1 놀이 속에서 환상을 촉진시키는 위니코트의 방법이 보인다(옮긴이).

이때 아이는 내 다리에 닿아 있었다. 아이는 양을 집어 들고 말했다. "도대체 이 개한테 무슨 일이 있었던 거예요?" 나는 그 인형 속에서 나온 것들이 담긴 봉투를 건네주었다.

가브리엘 얘가 왜 여기 있어요? (봉투 안을 들여다봄.) 왜 아직도 얘를 고치지 않았어요? 선생님 진짜 말 안 듣는다. 진짜로 고쳐 났어야지요!

그리고 아이는 신기한 물건을 집더니 말했다. "이건 뭐죠?" 우린 그게 뭔지 알 수 없었다. 아마 팽이가 아니었나 싶다.

가브리엘 이게 뭐예요? 별로예요.

나는 그것이 유조차라고 말했다. 아이의 말은 갈고리가 없으니까 쓸모가 없다는 의미였다. 이제 재회 과정을 다 마친 것 같았다. 아이가 말했다. "혹시 어디 조개껍질 없어요? 그 소리를 듣고 싶은데." 아이는 이제 내 발 위에 앉았고, 나는 아빠와 해변에 앉는 것에 대해 이야기를 나눴다. 가브리엘은 해변이 의미하는 뭔가와 연결된다고 느끼는 것 같았고, 바다 소리가 없다는 것을 믿기 어려워하는 것 같았다.

아이는 바퀴가 많이 달린 기차를 집어서 바퀴의 개수를 세어보았고, 하나하나의 색깔을 말했다. 기관차를 사랑스럽게 애무하기도 하고 입에 넣기도 하고 허벅지와 머리 앞뒤로 비벼대기도 했다. 이것은 하나의 놀이가 되었다. 기차가 아이의 얼굴에서 바닥에 떨어져 소리를 내는 것이 절정이었다. 아이는 기관차를 객차와 연결하려고 했으나 잘 되지 않았다. 아이는 노인과 아이 인형을 집어서 앉히며 말했다.

"넌 여기 앉아. 넌 여기 앉고."

그런 다음 예전에 했던 놀이의 세부를 새롭게 바꿔서 말했다.

"그릴 수 있어요? (전구에) 지그재그로 위아래로 그려주세요. 이거 진짜 전구네요."

내가 전구를 떨어뜨렸다.

가브리엘 이건 전등 안에 있어야 하는데.

아이는 사실상 장난감은 다 가지고 논 듯했다. 나에게 물었다. "교회 다니세요?" 나는 뭐라고 대답해야 할지 몰랐다.

나 어… 가끔은. 너도 교회 다니니?

가브리엘 　전 다니고 싶은데, 엄마랑 아빠는 안 다니고 싶대
　　　　　　요. 왜 그런지는 저도 몰라요.

나 　　　사람들은 왜 교회에 다닐까?

가브리엘 　모르겠어요.

나 　　　신 때문에 다니는 걸까?

가브리엘 　아니요.

이때 아이는 전에 입에 넣었던 집을 들고 있었다. 지난 시간에서 뭔가를 떠올리고는 물었다.

"그 굴러가는 거 어디 있어요?"

앞서 다른 환자가 놓고 간 원통형 자를 말하는 것이었다. 내가 그걸 찾아내자 아이는 놀이를 시작했고, 이것이 의사 소통의 핵심이었다. 예전에 했던 것이기 때문에 많은 것들을 생략할 수 있었다. 우리는 서로 무릎을 꿇고 가까이 마주 앉았다. 아이가 자를 나에게로 굴리면 그것이 나를 죽인다. 내가 죽으면 아이는 숨는다. 그런 후 나는 다시 살아나고 아이를 찾을 수 없다.

점차 나는 이를 일종의 해석으로 풀어냈다. 내가 아이를 죽이는 역할을 하는 것을 포함해서 수차례 이 놀이를 한 후에야, 이 게임이 슬픔과 관련되어 있다는 것이 명백해졌다. 예를 들어, 아이가 날 죽였다면, 살아났을 때 나는 아이를 기억하지 못했다. 이는 아이가 숨는 행동으로 표현되었다.

하지만 난 결국에는 아이를 찾아냈고 이렇게 말했다.

"아, 내가 뭘 잊었는지 이제 기억이 난다."

이 놀이는 매우 재미있었지만, 불안과 슬픔이 잠재되어 있었다. 숨는 사람은 다리(leg) 같은, 보이는 뭔가를 남겨 놓아야 했다. 그래야만 잃어버린 사람을 기억하지 못하는 고통이 너무 길어지거나 절대적이[2] 되지 않기 때문이었다. 이것은 다른 무엇보다 날 만나지 않았던 오랜 기간 동안 아이에게 일어난 일들과 관련이 있었다. 놀이는 점점 어떻게 숨는가의 문제에 집중되었다. 예를 들면, 나는 아이가 숨어있는 책상의 뒤로 살금살금 기어갔고, 이제 우리는 모두 거기 있었다. 결과적으로 아이가 '탄생'이라는 생각과 관련된 놀이를 하고 있다는 것이 분명해졌다. 어느 순간 나는 아이가 행복해하는 이유 중 하나가 나를 독차지했기 때문이라고 언급했다. 이와 관련해 아이가 현관 밖으로 나갈 때, 아빠에게 "수잔은 어딨어?"라고 말하는 것을 들었다.

마침내 나는 커튼 속에서 튀어나오는 것을 반복해야 했고, 이는 일종의 탄생처럼 보였다. 그러곤 난 집이 되어야 했고, 아이는 집 안으로 기어 들어왔으며, 그리고 점점 커져서, 내가 더 이상 담아둘 수 없어서, 밖으로 밀어냈다. 놀이가 진행되면서 나는 아이를 밀어내며 "난 널 미워해"라

2 '분리와 종결에 대한 다양한 반응에 대한 작업'(위니코트 메모).

고 말했다.[3]

아이는 이 놀이를 참 재미있어했다. 그러다 갑작스레 다리 사이에 통증을 느낀 아이는 오줌을 누러 나갔다.[4] 이 놀이의 절정은 아이가 너무 크면 엄마는 아이를 몸에서 내보내야 한다는 사실에 접촉하는 것이었다. 이것은 성장하고 나이가 들면서 엄마 안에 있다가 태어나는 놀이를 하기가 어려워진다는 슬픔과 연결되어 있었다.

이번 회기는 아이가 커튼 두 개를 방 중앙으로 가져와 그것들을 잡고 앞뒤로 달리며 끝이 났다.

가브리엘 나는 바람이에요. 조심해요!

이 놀이에는 적대적인 느낌이 별로 없었다. 나는 태어나기 전에는 즐길 수 없고, 살아있기 위해서는 필수적인 '숨

··
3 이제 가브리엘은 위니코트와 이별하고 새롭게 태어나는 연습을 하고 있다. 가브리엘은 부재와 상실을 훈련하면서 위니코트에게서 반복적으로 벗어난다. 위니코트는 프로이트가 『애도와 멜랑콜리』에서 다뤘던, 중요한 존재의 상실과 연관된 양가감정을 다루기 위해 일부러 미움(증오(hate))에 대해 언급하는 것으로 보인다. 두 번째 회기 때 탐욕스러운 아기 위니코트가 되었던 것과 같은 맥락이다(옮긴이).

4 가브리엘은 전체 치료 과정에서 세 번 화장실을 간다. 대개 치료 상황에서 소변이나 대변의 욕구가 갑자기 올라오는 것은 다양한 무의식적 충동과 연관되어 있다고 알려져 있다. 이는 불안을 조절하기 위한 수단이거나, 분노와 같은 부정적인 감정을 안전하게 방출하기 위함이거나(치료자를 보호하기 위해), 대변의 경우 치료자에게 주는 선물일 때도 있다. 물론 아직 어리기 때문에 단순히 생리적 욕구 조절이 어려웠을 수도 있다. 피글의 경우 어디에 해당되는지 파악하기는 쉽지 않다(옮긴이).

쉬기'에 대해 언급했다.[5]

이제 아이는 집에 가고 싶어 했다.

논의

1. 초자아와의 조화.
2. 생식기 쾌락과 관련된 잠재적 능력의 증거.
3. 지연된 분리에 대한 반응과 종결에 대한 준비를 작업함.
4. 탄생이라는 주제.

..
5 위니코트로부터 상징적으로 태어난, 그래서 위니코트라는 자궁에서 벗어난 가브리
엘은 신생아처럼 숨을 쉰다. 상실은 슬프지만 자유를 주기도 한다. 가브리엘은 그 지점
까지 도달한다. 발레리의 유명한 싯구 "바람이 분다 / 살아야 한다"가 감동적인 이유
도 여기 닿아 있을 것이다(옮긴이).

열다섯 번째 회기

(1966년 8월 3일)

가브리엘(이제 거의 만 5세가 되었다)이 아빠와 함께 도착했는데 매우 건강해 보였고, 제법 온전한 한 사람 같았다. 아이는 기대감에 가득 차 설레어 했다. 우리는 아이가 얼마 전 보낸 휴가와 수리중이라 어수선한 나의 집에 대해 이야기를 나누었다. 아이는 곧장 장난감이 있는 곳으로 갔고 (그동안 아빠는 대기실로 갔다), 노트가 놓인 테이블 옆 낮은 의자에 내가 앉기도 전에 예전의 그 팽이 부품을 잡아채면서 "강아지 착하네"라고 말했다. "지금은 8월이고 난 네 살이에요."(이제 곧 다섯 살이 될 거라는 의미.) 수많은 일

들이 일어나서 다 적지 못했는데, 장난감 무더기 속에서 일
어난 일들에 대한 일종의 속기록 같은 게 남았다.

가브리엘 배들이다. 내 속옷이 보이네. 그 굴리는 거 어디 있
어요?

나는 지난 회기 때 특별한 놀이를 하는데 사용했던 원통
형의 자를 보여주었다.

가브리엘 좋아요. 이제 놀이해요.

나는 방 중앙으로 가 같이 자리를 잡았다. 나는 놀이를
확실히 알지 못하는 척했고, 아이는 그것을 앞뒤로 어떻게
굴리는지 보여주었다. 원통형 자가 내 무릎을 치면 나는 죽
어서 쓰러졌고, 그 다음에 숨바꼭질이 시작되었다. 내가 이
것을 적자, 아이는 "선생님은 항상 뭘 써요!" 하고 말했다.
나는 무슨 일이 일어났는지 자세히 기억하기 위해서라고
말해주었다.

나 적어두지 않아도 다 기억하기는 하지만 자세히는
잘 안 돼. 그래서 모두 다시 한 번 생각해보기 위해
모든 것을 기억하고 싶어.

우리는 자를 앞뒤로 미는 놀이에 이어서 숨바꼭질을 했는데, 이것은 아이가 나를 죽이면서 시작되었다. 그런 다음 내가 아이를 죽이고 숨으면, 아이는 나를 찾는다. 나는 아이에게 "우리가 떨어져 있을 때나 휴가 중에는 나도 너를 잊어버리고, 너 역시 나를 잊어버리지. 하지만 실제로는 서로를 찾아낼 수 있다는 것을 나에게 알려주고 싶은 거로구나"라고 말했다.[1]

아이는 숨바꼭질의 언어로 말해야 했던 것을 다 마친 다음에, 곧 장난감으로 돌아갔다. 여기서 아이는 아주 의도적으로 유혹적인 행동을 했다. 아이는 얼굴이 그려진 전구를 집어 입에 넣었다. 의미심장한 눈은 나를 향해 있었고, 치마를 걷어 올리더니 전구를 속옷에 넣었다. 마치 무도회에서 춤을 청하는 것과 같은 일이었다. 그러면서 아이는 엄마가 알고 있는 '선량한 왕 벤체슬라오' 이야기의 저속한 버전을 알고 있다고 했다.

가브리엘　선한 왕 벤체슬라우스가 스테판 축일에 밖을 보았네.[2]

··

1 '절망 없는 분리'(위니코트 메모).

2 크리스마스 캐럴에 등장하는 인물로 가난한 사람들을 도우려 매서운 추위에도 불구하고 여행을 떠나 도움을 준 보헤미안의 선한 왕. 이 부분의 원곡 가사는 다음과 같다. "선한 왕 벤체슬라우스가 스테판 축일에 밖을 내다보았네 / 눈이 고르고 깊이 쌓여 사각거리네 / 서리는 매서웠지만 그날 밤 달은 밝게 빛났지 / 그때 겨울 땔감을 모으는 가난한 사람이 눈에 띄었네"(옮긴이).

눈덩이가 코를 때려서 울퉁불퉁해졌네. 정말 아팠지만 그날 밤 달은 밝게 빛났지. 그때 노새를 탄 의사가 눈에 띄었네.

이야기를 하는 동안 전체적으로 흥분된 느낌이었다. 나는 아이와 함께 개를 그렸는데, 우선은 전구의 얼굴을 따라 그리는 일부터 시작했다.

가브리엘 제가 뭘 그릴 수 있는지 보여줄게요. 근데 귀는 그리기 어려워요. 길고 아름다운 머리카락이 있고…. 봐요, 근데 다른 종이까지 넘어가고… 탁자까지도 넘어갔네. 좀 낙서 같은 걸….

여기에서 나는 가브리엘이 꿈을 보여주기 위해서 그리는 것 같다고, 그리고 어떤 꿈들은 깨어있는 삶 속으로 넘쳐 들어온다고 말했다. 아이는 이를 원하는 것 같았는데, 이제 나에게 꿈을 이야기하기 시작했다. 아마도 이 이야기를 하러 아이가 내게 온 것처럼 느껴졌다.

가브리엘 선생님 꿈을 꿨어요. 선생님 집 문을 두드렸어요. 그리고 정원의 수영장에 있는 위니코트 선생님을 봤어요. 그래서 저도 뛰어들었어요. 수영장에서 제가 선생님을 끌어안고 뽀뽀하는 걸 보고 아빠도 뛰어들었어요. 그런 다음 엄마가 뛰어들고, 그리고 수잔도. (여기서 아이는 네 명의 조부모를 포함한 다른 가족들을 열거했다.) 그리고 거기 물고기랑 또 모든 게 있었어요. 물은 마르고 축축했어요. 우리는 모두 밖으로 나와서 정원을 걸었어요. 아빠는 해변에 다다랐어요. 그건 좋은 꿈이었어요.[3]

나는 아이가 지금 모든 것을 전이 안으로 가져오고 있다고, 이를 통해 분석가의 주관적인 상(subjective figure) 및 분석가의 내면과 맺은 긍정적 관계 경험 속에서 자신의 인생 전체를 재조직한다고 느꼈다.

나　　　수영장은 여기 이 방 안에 있단다. 이곳에서 모든 일이 일어났고, 상상한 건 무엇이든 일어날 수 있지.

아이는 수영을 하고 있었기 때문에 손이 젖었다는 식으로 말했다.

가브리엘　전구 위에 제가 그릴 수 있는 것을 그려 볼게요.

··
3 '분석작업을 요약하기'(위니코트 메모). 위니코트의 메모대로 분석작업 속에서 일어난 통합을 아름답게 표현하는 꿈이다(옮긴이).

아이는 매우 행복하고 침착해 보였으며, 작은 장난 감과 장난감 조각들을 바닥에 쏟아냈다. 아이는 '함께 (Together)'라는 주제의 노래[4]를 불렀다.

가브리엘 바닥이 난장판이에요.

나는 갈고리를 고쳐야 했다. 아이는 모든 장난감을 사용하면서 계속 재잘거렸다. 이제 아빠 모양의 인형(담배 파이프 청소용 솔로 만들었으며, 아주 진짜 같았고, 대략 10센티미터 길이였다)을 집더니 못살게 굴기 시작했다.

가브리엘 다리를 비틀어버려야지(등등).
나　　　(내게 부여된 역할을 수용하는 것에 대한 해석으로서) 아야! 아야!
가브리엘 더 비틀어버릴 거야. 그래, 이제 팔도.
나　　　아야.
가브리엘 이번에는 목.
나　　　아야.
가브리엘 이제 아무것도 없네. 다 뒤틀려버렸어. 더 비틀 테야. 더 울어!
나　　　아야. 아야, 아이고!

••
4 앞의 꿈에서 연상이 이어지고 있다(옮긴이).

아이는 매우 즐거워했다.

가브리엘 이제 아무것도 안 남았네. 다 비틀어지고 다리도 떨어져나갔어요. 이제 머리도 떨어져나갔어요. 그래서 선생님은 울 수 없어요. 이제 바로 선생님을 던져버릴 거거든. 아무도 선생님을 사랑하지 않아요.

나 그래서 수잔은 절대 나를 가질 수 없구나.

가브리엘 모두가 선생님을 미워해요.[5]

여기서 아이는 소년 인형을 가지고 비슷한 행동을 반복했다.

가브리엘 이 아이의 다리를 비틀고 있어(등등).

이러는 와중에 내가 말했다. "그래서 네가 만들어낸 위니코트는 모두 네 것이었고, 이제 그는 끝장나버렸구나. 이제는 누구도 그를 가질 수 없구나."

아이는 나에게 더 울라고 했지만 나는 흘릴 눈물이 남지 않았다고 항의했다.

••

5 '증오에 대한 증오. 이전 회기 참조'(위니코트 메모). 앞 회기 마지막에 위니코트가 했던 말에 대한 반응으로 보인다(옮긴이).

나	모두 사라져버렸어.
가브리엘	아무도 다시는 선생님을 볼 수 없을 거야. 선생님은 의사예요?
나	응. 나는 의사란다. 그리고 나는 수잔의 의사도 될 수 있지. 그렇지만 네가 창조한 위니코트는 영원히 끝났단다.
가브리엘	내가 선생님을 만들었어요.[6]

아이는 (기차 소리를 내며) 기차를 만지작거렸다.

가브리엘	이거 떼어내고 싶은데….[7]
나	그건 떨어지지 않아.

사실, 아이도 그 짐차가 건초차와 붙어 있어서 분리되지 않는다는 사실을 알고 있었다.

가브리엘	오 이런. 떨어지지 않네.

아이는 모든 것이 파랗게 보인다고 말하면서 두 개의 옵트렉스 세안제 컵을 들고는 그것을 통해 세상을 보았다. 아

6 주관적 대상으로서의 위니코트에 대한 감동적인 인식(옮긴이).
7 위니코트와 분리하는 상징적인 작업(옮긴이).

이는 어떻게 눈에 그것을 붙일 수 있을지 물어보았다. 이것은 가브리엘에게 수영하는 느낌 혹은 물속에 있다는 느낌을 주었다. 그래서 우리는 서로에게 눈을 고정시켰다.[8] 그리고 나는 눈 주위 근육으로 세안용 컵을 고정시킬 수 있었다. 아이 역시 몇 번 연습한 끝에 성공했다.

가브리엘   나 이거 집으로 가져가고 싶어요.[9]

이어서 아이는 프랑스의 길섶에서 발견한 도자기 조각에 대해 말했다. 오래전 삶에 속했던 물건을 발견하는 것에 대한, 아이 시점에서의 고고학적 관점을 보여주었다.[10] 이제 아이는 크레파스 통을 찾았으며, 세코틴(접착제)을 찾아냈거나 혹은 다시 발견했다. 이게 아이가 찾던 것이었고, 이제 마지막 놀이를 시작했다. (그렇지만 아이는 하고 싶은 다른 말들이 있었다. 내가 자신의 편지를 받았는지 등등.)

아이는 종이 한 장을 집어 들어 세코틴을 중앙에, 그리고 사각 틀 모양으로 짜 놓았다. 아이는 내가 얼마나 많은 환

••

8 위니코트와 가브리엘은 같은 빛으로 세상을 보고, 마주보며 서로의 존재를 확인하고 있다. 예순아홉의 치료자와 네 살 아이가 동등하게 만나는 순간이다(옮긴이).

9 위니코트와 계속 함께하고 싶다는 상징적인 표현. 그러나 이미 동일시를 통해 위니코트를 내사했기에 굳이 상징적 대상은 필요하지 않다. 그래서 가브리엘은 컵을 가져가는 것을 잊어버린다(옮긴이).

10 이제 가브리엘에게 치료현장은 과거에 속한다(옮긴이).

자를 더 만날 건지 알고 싶어했다.

> **나**　　　휴가 전에는 네가 마지막이야.
> **가브리엘**　조금만 있으면 난 다섯 살이 돼요.

이 치료를 받기 위해 나를 만나고 싶었다고, 자기가 아직 네 살일 때 위니코트 선생님이 치료를 끝냈다는 뜻이었다.

> **나**　나 역시 너와 함께 끝나고 싶어. 내가 다른 모든 위니코트는 될 수 있지만, 네가 만들어냈던 특별한 치료자인 그 위니코트는 될 수 없도록 말이지.

나는 아이가 세코틴으로 만들어낸 것이 파괴되고 죽임을 당한 위니코트를 위한 일종의 묘비나 기념비라는 것을 알 수 있었다. 아이의 암시를 따라가며, 나는 종이 한 장에 가브리엘을 그렸다. 그러고 나서 팔, 다리, 머리를 비틀었고 아이에게 아픈지 물어보았다. 아이는 웃으면서 말했다.
"아니요. 간지러워요."
아이는 세코틴 주변을 빨간색과 다른 색으로 다채롭게 꾸몄다. 이것은 집으로 가져갈 것이다. 수잔이 좋아할 것 같았다.

가브리엘　파란색을 좀 더 칠해야겠어요.[11]

아이는 종이를 접었고, 접착제는 다 써버렸다. 나는 실을 붙일 수 있도록 가운데 구멍을 뚫는 것을 도와주었다. 이제 그것은 연이 되었다.[12]

가브리엘　아빠한테 가서 귀여운 남자애가 그려진 예쁜 타일 을 달라고 해야지.

아이는 연을 잘 보고 있으라면서 나를 두고 나가서는 골 동품 타일(귀여운 소년) 두 장을 가져왔다. 이 타일은 아이 의 아빠가 산 것이었는데, 마치 선물처럼 종이로 싸여 있었 다. 아마도 엄마 선물인 것 같았다. 나는 그것을 꺼내서 멋 지다고 칭찬해주었다. 아이는 계속해서 아빠에게 설명했다.

가브리엘　선생님을 다 써버렸어. 아무도 위니코트를 보고 싶 어하지 않아. 모두 다 써버렸거든. 내가 찢어버렸 어. 수잔한테 선물로 주려고 만들었는데. 냄새 나. 끔찍해. 내가 세코틴을 다 써버렸어. 아빠가 좀 더 사놔야겠어요, 더 이상 오지 않을 거야.

..
11　옵트렉스 컵의 파란색과 연결되는 것으로 보인다(옮긴이).
12　지난 회기의 "나는 바람이에요"와 연결되는 아름다운 상징(옮긴이).

파괴된 남자 인형과 기념물[13]이 지닌 배변적 의미를 나타
내기 위해서, 나는 변기물 내리는 일에 대한 이야기를 덧붙
였다. 그 말을 듣고는 아이가 기뻐했다.

가브리엘 손에 다 묻었어요. 나는 지독한 냄새가 나는 찐득
찐득한 것을 가지고 놀고 있어요. 이게 이름이 뭐
지…. 아 맞다. 세코틴! 지독한 이름, 지독한 냄새.
우리는 유후(Yoohoo)[14]를 사용할 거예요. 알다시
피 그건 냄새가 없어요.

아이가 모든 층위, 모든 의미에서 나를 끝냈다는 것을 알
수 있었다. 그렇게 말하자 아이는 말했다.
"맞아요. 선생님은 끝났어요."

나 만약 내가 네 집에 간다면, 그리고 수잔을 본다면,
그건 다른 위니코트일 거야. 네가 만들어내서 온전
히 네 것이었다가, 지금은 끝내버린 그 위니코트는
아니야.
가브리엘 풀을 다 써버렸네. 우리 이제 뭐 할까요? 모든 위니

••

13 앞에서 만든 연을 가리킨다(옮긴이).
14 1932년부터 판매되었던 'UHU'란 상표명의 접착제를 의미하는 것으로 보인다
(옮긴이).

코트가 다 산산조각 났어요. 모두 가버리면 우리는 어떻게 하지요? 만약 위니코트가 이것처럼 냄새나고 찐득찐득 하다면 만나고 싶지 않을 것 같아요. 아무도 그를 원하지 않을 거예요. 만약 우리한테 온다면 난 이렇게 말할 거예요, '찐득찐득한 사람이 오네'라고. 그리고 우린 도망갈 거예요.[15]

이렇게 끝이 났다.

가브리엘 갈 때까지 그림을 그리고 싶어요. 이 종이 좋다. 이제 갈 시간이에요?

나 응 거의 다 됐어.

가브리엘 씻어야겠다. 곧 돌아올께요. 그것(연)을 빨간색으로 칠해놔요!

아이가 씻는 동안 나는 연의 실을 잡고 있었다. 아이는 돌아와서 연을 가지고 아빠와 함께 갔다. 자신의 무겁고 축축하고 찐득찐득한 연을 날리기 위해 노력하면서 질질 끌

••
15 이는 한편으로는 상실에 대한 회피이고, 상실이 일으키는 분노를 투사하는 것이기도 하다. 동시에 양분을 흡수한 후 남은 찌꺼기인 똥처럼, 위니코트가 모두 '사용'되었다는 의미일 것이다. 뒤의 논의에서 위니코트가 말하는 대로, 더 이상 가브리엘은 증오의 감정을 두려워하지 않는다(옮긴이).

고 갔다.[16]

논의

1. 나이에 걸맞은 성숙이 꽃핌.

2. 분리를 다루고 재결합이 가능하다는 사실을 알게 됨.

3. 여성적인 유혹을 연습함.

4. 분석을 종합해서 보여줌. 긍정적 전이 안에서 자신의 삶을 재조직함.

5. 증오가 좋은 분석 내적(inter-analytic) 경험을 파괴하지 않기 때문에, 증오는 안전하게 느껴지고 표현될 수 있음.

16 가브리엘은 처음이자 마지막으로 회기에서 무언가를 집으로 가지고 간다. 그것은 위니코트가 그린 자신의 모습으로, 흥미롭게도 가브리엘은 이를 바람에 실어 하늘에 날려 보낼 수 있고, 그러다가 실이 끊어지면 멀리 날아가 사라질 수도 있는 연으로 만든다. 위니코트의 작품이지만 자기 자신이며, 땅에 매여 있지만 바람을 타는 자유로운 존재이기도 한 아주 미묘한 의미들이 담긴 사물을 들고 가브리엘은 치료를 상징적으로 마무리한다(옮긴이).

열여섯 번째 회기

(1966년 10월 28일)

가브리엘은 이제 5세 2개월이 되었다. 이번 회기는 이전의 방문과 달랐다. 사실 마치 친구가 친구를 방문하는 것 같았다.[1] 조금 일찍 도착해서 아빠와 함께 5분 정도 기다린 후에 아빠는 대기실로 갔다. 아이는 방의 다양한 변화를 재빨리 감지하고는 자신이 하고자 하는 것을 시작했다.

우리가 함께 보낸 그 시간은 세 부분으로 나눌 수 있는데, 첫 부분이 가장 중요하다. 아이는 증기 롤러를 찾았다.

··

1 위니코트와 가브리엘이 옵트렉스 컵으로 안경을 쓰고 서로 마주보는 장면에서 도달한 관계(옮긴이).

이건 원통형의 자였다. 우리는 25분 동안 지난번 그 놀이를 했는데, 큰 재미는 없었지만 다섯 살 아이가 노는 정도의 강렬함은 있었다. 아이는 그 자를 나를 향해 굴렸고, 그것이 내 무릎을 치면 나는 죽었다. 내가 죽으면 아이는 숨었다. 이제 우리는 구석구석으로 가는 모든 길을 잘 알고 있었다.

놀이가 진행되는 동안 아이는 위치를 잇달아 바꾸었다. 나는 살아나야 했고, 내가 망각했던 누군가가 있었다는 것을 기억해야 했다. 그런 다음 천천히 가브리엘을 찾기 시작했다. 그리고 마침내 아이를 찾아냈다. 가끔 아이도 같은 방법으로 죽었다. 그러면 아이가 나를 찾아 나섰다. 아이는 만족할 때까지 계속했다. 그런 다음 두 번째 단계로 넘어갔다.

지난번처럼 내가 작은 의자에 앉아 기록을 하는 동안 아이는 나를 등진 채 바닥에 앉았다. '나의 현존 하에서 홀로 있기.' 아이는 동물과 장난감들에게 이야기를 했고, 가끔씩만 내가 듣고 있는지 확인했다. 처음에 아이는 양 인형을 잡고 말했다.

"개는 어딨어?"

나는 개 인형의 잔해물이 있는 봉투를 찾아냈다. 아이는 인형의 구멍에 대해 내게 말하고는 손가락으로 구멍 안을 탐색했다. 아이는 못 설 정도로 너무 많이 비어있지는 않다고 하면서 양 인형 옆에 개를 세웠다. 그런 다음 장난감을 꺼내며 바구니를 비우기 시작했다. 잠시 기차를 연결했고, 알아들을 수 있는 말을 했는데, 혼잣말이었다. 한번은 이렇게 말하기도 했다.

"내가 만든 긴 기차 좀 보세요."

그러나 기차는 실제로는 길지 않았는데, 아이는 초기 회기에서 기차가 그러했던 것을 기억했기 때문에 말했을 뿐, 의사소통을 목적으로 한 놀이는 아니었다.

나	네가 큰 가브리엘이 아니라 작은 피글이었을 때, 장난감들이 네게 어떤 의미였는지 다시 생각해보고 있구나.
가브리엘	다시 놀아요.

그리고 아이는 꺼냈던 몇 개의 장난감을 조심스럽게 다시 집어넣었고, 책장 아래서 그것들을 정리했다. 그러는 동안 아이는 바구니와 다른 장난감들을 애정을 담아 다루면서 이렇게 말했다. "여기 네가 있구나." 이 과정에서 아이의 머리가 나의 팔꿈치를 건드렸지만 일부러 그런 것은 아니었고, 아이도 움츠려들지 않았다. 그냥 일어난 일이었다. 아이는 개를 봉투 안에 넣었고 작별 인사를 했다. 그 다음에 봉투 옆에 양 인형을 놓고 말했다. "지금이야!" 이것은

다른 놀이로 넘어가자는 의미였다.

우리는 일어났는데, 처음에는 자 놀이(숨바꼭질)를 더 하자는 것처럼 보였다. 그러나 아이는 아이들이 보는 그림 책을 찾아냈다. 나는 아이 옆에 앉았고, 함께 책장을 넘겼 다. 아이는 무척 열심히 책을 보았고 내가 해줄 수 있는 이 야기의 어느 한 부분을 재미있게 듣는 것 같았다. 그러고 나서 그림이 많은 다른 책을 보았는데, 책이 너무 복잡해서 다시 이야기가 있는 그림책으로 바꾸었다. 아이가 책장을 넘기는 동안 우리는 함께 이야기를 훑어보았다. 마지막으 로 아이가 동물 책을 골랐다. 이름을 아는 동물이 나올 때 매우 행복해하고 만족스러워했다. 나는 아이에게 이야기할 기회를 주었는데 '검은'이라는 단어가 이야기 중에 나왔고 나는 검은 엄마를 상기시켰다.

나   생각하는 걸 말하는 게 부끄럽구나.

아이가 동의했지만, 반만 그런 것 같았다.

나   나는 네가 언제 정말로 부끄러운지 알고 있지. 바로 나에게 사랑한다고 말하고 싶을 때야.[2]

2 증오에서 사랑으로. 위니코트는 마지막 세 회기에 걸쳐 우아하게 상실의 양가감정을 다루고 있다(옮긴이).

아이의 적극적으로 동의한다는 몸짓을 했다.

떠날 때가 되었고 아이도 가고 싶어하면서 아빠를 데려왔다. 아이는 분명히 이번 방문을 즐거워했고, 나는 아이가 뭔가를 의도했으나 하지 못해 실망했다는 증거를 발견할 수 없었다. 아이의 작별 인사는 매우 자연스러워 보였다. 나는 아이가 정말 자연스러운, 정신의학적으로 정상적인 다섯 살 소녀라는 인상을 받았다.

맺는말

(피글의 부모가 씀)

어떤 독자들은 이 사례에서 부모가 경험한 몇 가지 측면에 관심을 가질지도 모르겠습니다. 그래서 최근 아이가 어떤지 몇 마디 덧붙이려고 합니다.

성장과 보상의 과정에 부모들이 참여하도록 허락된 것은 매우 큰 의미가 있었습니다. 이로 인해 다음과 같은 일이 일어나지 않을 수 있었습니다. 치료 중에 부모들은 차가운 곳에 남겨져 있다고 느끼고, 종종 치료자와 경쟁하거나 치료자에 대항한다는 감정에 희생되곤 합니다. 혹은 치료자나 아이에게 시기심을 느끼거나, 혹은 반대로 이러한 고통스러운 감정을 피하기 위해 그리고 이러한 감정에서 기인한 교묘한 방해 작업을 하지 않기 위해 아이와의 살아있는 관계가 이루는 힘의 장에서 물러서면서 철수하는 태도를 취할 수도 있습니다. 그러면서 기술적이거나 지식적인 권위에 기대어 아이를 다루게 됩니다.

어떤 독자들의 마음에는 부모의 전문적이지 않은 태도가 치료에 혼란을 가져올 수 있지 않을까 하는 걱정이 들 수도 있을 것입니다. 하지만, 이것은 '느낌(feel)'이라는 요령과 치료자의 오랜 경험 덕에 피할 수 있었던 것 같습니다. 이러한 요령과 경험은 너무나 위대한 지식에 기반하고 있어서, 마치 다시 잊히고, 그런 후 우리가 의지할 수 있는 확고한 접촉과 함께 자유롭고 자발적인 방식으로 사용될 수 있는 것처럼 보였습니다.

아마 부모들은 '요구할 때' 만나는 치료의 장단점에 대해서 더 많은 이야기를 하고 싶으실 것입니다.

당시 우리는 다른 방식으로 치료하는 건 불가능하다고 느꼈습니다. 게다가, 만날 시간이 무르익었다는 느낌이 일치하는 것은 주목할 만합니다. 우리는 정말로 원고를 읽으며 다음과 같은 사실을 깨닫고 놀랐습니다. 아이가 이전 회기로부터 실마리를 잡아내는데, 마치 회기 사이에 시간이 흐르지 않은 것처럼, 혹은 마치 아이가 다음 단계로 나아갈 준비가 되어 있었던 것처럼 보이는 것입니다.

그러나 이러한 구조에서는 요구할 때 치료가 이루어지지 않을 수 있고(예를 들어 열한 번째 회기와 열두 번째 회기 사이가 그러했습니다), 반발이 매우 격렬할 수 있습니다. 그래서 이 사례에서도 환자의 내적 재난을 간신히 피할 수 있었습니다.

독자들은 또한 현재 환자가 어떠한지, 즉 이러한 치료 과정이 장기적으로 어떠한 결과를 가져 왔는지를 알고 싶어 할 것 같습니다.

가브리엘은 자의식이 강하지 않은, 자연스러운 소녀로서 현재 또래아이들과 학교에서 잘 지내고 있습니다. 아이는 치료가 시작되기 이전에 상실했던 침착함을 되찾은 것 같습니다. 여덟 살 무렵 아이는 학습에 어려움을 보였지만 (학교를 지겨워했고, 읽기를 배우는 게 쉽지 않았습니다), 이제는 학업에 매우 유능하며, 그 안에서 흥미로운 면을 언제나 발견합니다. 아이는 성향상 남성적이라기보다는 가정적입니다. 현재 아이의 장래희망은 생물교사이며, 실내에서 식물들을 키우는 것이 주된 취미입니다. 가치에 대한 단호함, 판단에 있어서의 내적 독립성, 많은 굴곡 속에서도 사람들과 접촉을 해나가는 방식이야말로 깊은 차원에서 이해받는 만족스러운 경험의 씨앗이 이후에도 지속될 거라는 확신을 갖게 합니다.

아이는 치료 회기에 대해서 거의 말하지 않습니다. 아주 드물게 어떤 기억이나 놀잇감에 대해 소리 없이 웃는 정도입니다. 위니코트 선생님이 돌아가셨다는 슬픈 소식을 우연히 방문한 손님을 통해 듣게 되었는데, 사회적 상황 때문에 아이의 즉각적인 반응은 드러나지 않았습니다. 위니코트 선생님은 극히 섬세한 방식으로 죽음의 가능성 대해서 아이를 미리 준비시켰고, 아이는 이후 적당한 때에, 한두 번 정도 이 회기에 대해서 언급했습니다.

위니코트 선생님은 회기에서 노트를 하곤 했는데, 가브리엘은 그가 자서전을 쓰고 있었고, 자신이 책의 작은 부분을 차지한다고 생각합니다. "선생님은 글을 썼고, 나는 놀았어요."

이 원고(아직 아이는 보지 못했습니다)의 출판에 대해 아이와 논의했을 때, 가브리엘은 처음에는 주저했지만, 곧 이 원고가 다른 사람들에게도 도움이 되면 좋겠다고 생각했으며, 진정 그렇게 되기를 바랐습니다. 가브리엘은 이 원고의 출간에 동의하였습니다.

1975년

찾아보기

피글
한 소녀의 정신분석 치료 사례

2022년 4월 14일 1판 1쇄 발행

지은이   도널드 위니코트
옮긴이   담은마음연구소
감수   김건종
펴낸이   박래선
펴낸곳   에이도스출판사
출판신고   제406-251002011000004호
주소   경기도 파주시 회동길 363-8, 308호
전화   031-955-9355
팩스   031-955-9356
이메일   eidospub.co@gmail.com
페이스북   facebook.com/eidospublishing
인스타그램 instagram.com/eidos_book
블로그   https://eidospub.blog.me/
디자인   나침반
본문 조판   김경주

ISBN 979-11-85415-48-2   93510